U0395865

主编 狄 文

妇科疾病知多少

LEARNING MORE
ABOUT
GYNECOLOGICAL DISEASES

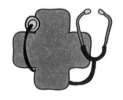

上海科学普及出版社

妇科疾病知多少
编辑委员会

何志宏（上海交通大学医学院附属仁济医院）

宋柯琦（上海交通大学医学院附属仁济医院）

张　旭（上海交通大学医学院附属仁济医院）

张　楠（上海交通大学医学院附属仁济医院）

张　静（上海交通大学医学院附属第九人民医院）

张晓欣（上海交通大学医学院附属仁济医院）

陈洁雯（上海交通大学医学院附属仁济医院）

金　丹（上海交通大学医学院附属仁济医院）

周小斐（上海交通大学医学院附属仁济医院）

洪祖蓓（上海交通大学医学院附属仁济医院）

顾李颖（上海交通大学医学院附属仁济医院）

殷　霞（上海交通大学医学院附属仁济医院）

奚倩雯（上海交通大学医学院附属第九人民医院）

栾晓蕊（上海交通大学医学院附属仁济医院）

高　华（上海交通大学医学院附属仁济医院）

浦筱雯（同济大学附属第一妇婴保健院）

黄金花（上海交通大学医学院附属仁济医院）

梁　舟（上海交通大学医学院附属第九人民医院）

董　倩（上海交通大学医学院附属仁济医院）

序 一

十分欣喜地看到狄文教授领衔编撰的这一套医学科普丛书。本丛书围绕着妇女保健，或者说"关爱妇女身心，服务女性健康"的中心意旨，着重体现了几个重要的观念：

一是全生命周期的管理。从孕前、妊娠、围产到出生；从儿少、青中到围绝经期，及至老年，都有详细的阐述。

二是体现了预防为主的观念。无论是常见病、肿瘤或者其他任何健康问题，预防总是第一位的。我们通常讲疾病的预防、发现、诊断、治疗、监控、康复六大要素，其实预防为先导，预防是基础。科普书的重要性也在于此。

三是体现了作为医者的重要责任。我们所从事的医学行业，其职业或职能就是济世爱民：从民生民意而论、从疾病防治而论、从健康管理而论、从医学本源而论，都是如此。

《妇科疾病知多少》关注普通妇科及生殖医学为主的妇科疾病。妇科疾病种类繁多、状况复杂，大体来说，每位妇女的一生中，都难免遭遇某种妇科疾病或妇科问题的困扰，或轻或重、或大或小、或时间长短，因此重视妇科疾病的防治至关重要。

妇科疾病可以归纳为几大类别，即发育畸形、生殖道感染、妇科肿瘤、生育问题，还有功能障碍。不管是哪类疾病，都有常见的症状和体征，就是：血，不正常的子宫出血；带，不正常的质和量的阴道分泌物；块，或有结节，或有包块；痛，主要是盆腔痛，可以是上述几种病变的结果，也可以是上述病变的表征。

在女性一生的不同阶段，会倾向于罹患或遭遇不同种类的疾病，比如说儿少时期，主要是发育畸形问题；青春期和中年期可能会面临生育问题，还有肿瘤开始在暗中"兴起"，如子宫肌瘤；到了围绝经期和老年，则应主要注意肿瘤；中老年阶段也常见盆底的功能障碍，比如说尿失禁和器官脱垂。掌握了这些基本要领，就可以注意防范了。

阅读本书，你就能更有意识地注意症状，及时就医，做好日常预防和配合医生处理。还是我们经常说的一句话：科普书告诉你注意的问题，但是"保健靠自己，看病找大夫"。

祝女性朋友健康幸福！

郎景和

中国工程院院士

2023 年 9 月

序 二

健康是人类的永恒追求，是国家兴旺发达、人民安居乐业的重要标志。习近平总书记在党的十九大报告中明确提出实施健康中国战略，为人民群众提供全方位全周期健康服务。随着人口老龄化和环境改变等一系列问题，妇科疾病呈现增长趋势，严重威胁女性生命健康。为应对这一挑战，我国妇产科学专家守正创新、开拓进取，不断提升基础研究和诊疗技术水平，积极投身健康科普事业，构建了优质高效的妇产科学健康防治体系。

上海交通大学医学院附属仁济医院狄文教授长期从事妇产科学的临床与基础研究，曾任十余部国家级教材的主编或副主编，并创建科普公众号"狄文大夫"，深耕医学科普工作。作为上海市科普作家协会会员，他始终秉持全疾病周期乃至全生命周期的女性生殖健康理念，先后创作两百余篇高质量医学科普作品，主编多部科普图书，曾荣获上海市科学技术普及奖一等奖和上海科普教育创新奖"科普贡献奖（个人）"一等奖。

狄文教授邀请近百位长期从事临床工作的医师组成编写团队，共同撰写这套妇产科科普丛书。该丛书以通俗易懂的语言、生动鲜活的案例，涵盖普通妇科、妇科肿瘤、妇科内分泌、辅助生殖和围产医学等妇产科亚专业，为读者深入浅出地介绍了常见疾病及其预防、筛查、诊断、治疗和康复的科普知识。

衷心期望这套妇产科科普丛书的出版，能够为人们正确认识妇产科疾病、提升健康素养水平、拥有更加健康美好的生活提供切实的帮助。

中国工程院院士

上海交通大学副校长

上海交通大学医学院院长

2023 年 9 月

前　言

很久以前，笔者便萌生出编撰一套妇产科科普图书的想法，不是"一本"，而是成系列的"一套"，这次终于有机会与上海科学普及出版社合作，将这一计划付诸实施，深感欣慰。

健康科普是连接医学专业知识与社会大众需求的重要桥梁。基于"健康中国2030"的国家战略，培养优秀的健康科普人才、创作高质量的健康科普作品势在必行。我们每一名医务工作者都应该明白，医学科普能力与临床、教学及科研能力同样重要，甚至长远来看，一个优秀的科普作品所带来的"健康产值"，要远超一台漂亮的手术或一天忙碌的门诊所产生的效果。

近年来，由于国家不断加大医学健康科普工作的宣传及扶持力度，越来越多的医学科普图书纷纷涌现，但主题大都围绕着某种疾病，或者该学科的某个亚专业方向，而经过精心设计、成系列出版且能较为全面覆盖某学科的科普读物凤毛麟角。本丛书由《妇科疾病知多少》《妇科肿瘤面面观》和《好孕护航一点通》三种组成，涵盖了普通妇科、妇科肿瘤、妇科内分泌、辅助生殖、围产医学等几乎所有妇产科亚专业方向中的常见疾病及健康知识，对帮助广大读者树立科学的女性生殖健康观念大有裨益。

每一种图书的内容编排，我们都再三斟酌，颇费思量。《妇科肿瘤面面观》不仅将妇科常见肿瘤的常见表现、治疗、预防、预后一一道来，还将很多读者感兴趣的影像检查、中医、营养、心理等方面内容纳入其中，使得读者对妇科肿瘤知识的了解更加完整与系统化。

《妇科疾病知多少》几乎涵盖了肿瘤以外的绝大部分妇科疾病与女性保健知识，编排"杂"而不乱。从普通妇科、感染性疾病、盆底功能障碍到妇科内分泌疾病，从辅助生殖到妇科常用检查与手术，你想知道的、应该知道的，书中应有尽有，还贴心地讲解了经常让大家"虚惊一场"的妇科体检报告。

《好孕护航一点通》按照每一名孕妈妈的孕育历程，设计了"产检到底查什么？""孕期合并症知多少""孕期保健和营养""围产期那些事儿"等章节。作为一名孕妇想知道或应该知道的内容，在书中你几乎都能找到。

病例引导、篇幅适中、文风幽默、图文并茂、深入浅出……这些都是决定一本医学科普读物能否被广大读者认可的重要因素，本丛书的240余篇科普作品便是按照这些要求进行创作的。丛书的每一位编者都长期奋战在妇产科临床一线，有着丰富的医学科普创作经验。即便读者是医学"零基础"，也能够在愉悦的阅读体验中掌握其中的健康知识，不仅"看得懂"，还能"学得会"。

"美丽的女人从健康开始"，我深以为然。希望本丛书能将健康带给每一位女儿、妻子与母亲，在为广大女性朋友保驾护航、指点迷津的同时，成为她们生活中的良师益友。

狄文

2023 年 9 月

目　录

篇五　辅助生殖技术来帮忙　161

篇六　走近生殖免疫　205

普通妇科门诊治什么病？

子宫肌瘤的治疗——拔掉子宫里的"钉子户"

每个月的"渡劫"日

忽大忽小的卵巢囊肿

好好的黄体，怎么突然就破裂了？

子宫切口憩室——剖宫产伤口没长好吗？

……

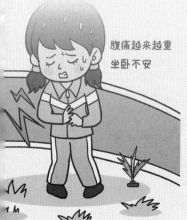

腹痛越来越重
坐卧不安

子宫里的"钉子户"
——子宫肌瘤

· · · · · · · · · · 病　　例 · · · · · · · · ·

　　张女士今年25岁，最近一两年感觉自己的月经不太正常，周期倒是规律，但是量明显增多，有时候1～2小时就要换一块卫生巾，经期也明显延长。最近半年还感觉体力明显下降，平时坐着就会感觉乏力，稍微运动一下就胸闷、心慌。张女士不放心，便到医院检查，结果发现自己有一个直径为8 cm的子宫肌瘤，而且还有严重的贫血。

▶ **什么是子宫肌瘤?**

　　子宫肌瘤是一种最常见的妇科良性肿瘤。据统计，30岁以上的女性约20%都有子宫肌瘤，但是由于子宫肌瘤的患者多没有相关的临床症状或者症状轻微，且并非每一位患者都能发现并确诊，因此实际发病率可能远超这一数字。子宫肌瘤的确切病因目前尚不完全明确，所以有人说"我的肌瘤是喝豆浆喝出来的""我的子宫肌瘤是经常生气气出来的"都是没有科学依据的。

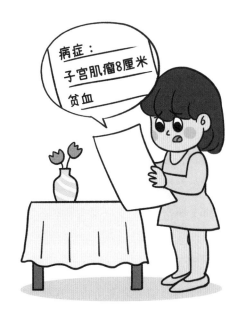

病症：
子宫肌瘤8厘米
贫血

▶ 什么是贫血?

贫血是指人体外周血内没有足够量的红细胞。红细胞是为我们身体供氧的血细胞,如果红细胞的数量明显不足,就无法充分为组织器官供氧,常见的症状有乏力、易疲劳、头晕等。贫血常见的病因:一是红细胞生成减少,比如缺乏造血的原料——铁,导致缺铁性贫血;二是红细胞破坏增加,比如先天性镰状细胞贫血,患者的红细胞形态不正常,很容易自然破坏;还有一种是失血导致的贫血,就像前文案例一样,月经量过多会导致贫血。

▶ 子宫肌瘤常见的症状有哪些?

多数的子宫肌瘤患者并无明显症状,仅在体检时发现。症状多和肌瘤生长的部位、肌瘤大小和肌瘤是否变性有关,与肌瘤的数量一般无关。最常见的症状是月经量增多和经期延长,这可能和肌瘤增大了子宫内膜面积以及影响子宫收缩有关。其次是下腹部可以摸到包块,当肌瘤长到一定大小后,有时候在腹部可以摸到包块。肌瘤有时候也会引起比较严重的压迫症状,如果压迫膀胱可能导致排尿困难,压迫直肠可能导致大便不畅,而压迫输尿管可能导致肾积水。如果有了这些症状,近期也没有做过妇科的相关检查,建议患者尽快到医院就诊。

▶ 子宫肌瘤都是良性的吗?

一般地说,子宫肌瘤多为良性肿瘤。随着子宫肌瘤增大,肌瘤对血液供给的需求也会逐渐增多,过大肌瘤的中央部分的组织常常缺乏血液来源。同时随着肌瘤增长,为肌瘤供血的血管受压,可引起肌瘤缺血。当肌瘤的血液供给发生障碍时,肌瘤可发生各种继发变性,多从肌瘤中央开始。变性分为良性变和恶性变,良性变包括玻璃样变性、囊性变、红色样变和钙化。除了部分孕妇可能由于在孕期肌瘤发生红色样变产生剧烈腹痛外,大部分肌瘤的变性并不会有明显感觉,也不会造成严重后果,变性并不等于恶性变。

▶ 子宫肌瘤可能会恶变吗?

子宫肌瘤的恶变是指子宫肌瘤肉瘤样变性,极为少见,发病率低于0.8%,多见于年龄较大的女性，40～50岁女性约占半数，40岁以下女性较少见。肌瘤恶性变时，表现为在短期内迅速增大，伴有不规则阴道流血。因此，绝经期后肌瘤不缩小，反而继续增大时尤应警惕。有一些肌瘤恶变为肉瘤甚至无任何临床症状。因此，并不是说绝经后就完全不需要进行妇科检查了，规范体检十分必要，一旦出现如腹痛、异常阴道出血及时到妇科门诊就诊，对任何年龄段的女性都是明智的选择。

▶ 绝经之后子宫肌瘤就会消失吗？

一般地说，随着绝经后雌激素水平的下降以及子宫的供血减少，大部分患者的子宫肌瘤在绝经后是会有缩小趋势的，甚至部分较小的肌瘤可能会萎缩到B超无法发现。原本绝经前较大的子宫肌瘤并不会随着绝经而一下子"消失"，但大部分会停止生长，如果绝经后肌瘤大小突然明显增大，则应当警惕恶变可能。

▶ 子宫肌瘤是吃出来的吗？

目前并没有确切的证据证明哪种食物会直接影响肌瘤的发生发展。很多研究证明，子宫肌瘤的形成与长期雌激素刺激有关。大豆含有少量植物类雌激素大豆异黄酮，但其含量极低，仅为女性体内雌激素水平的0.1%～1%，是不足以改变女性体内雌激素总水平的。

小 贴 士

子宫肌瘤作为妇科体检B超单上的常客，常常引起患者的焦虑，然而对大多数的无症状子宫肌瘤并不必担心，只需规范随访即可。如果您在患有子宫肌瘤的同时，伴有月经过多引起贫血或者腹痛、大小便不畅等情况，应当尽快就医。

（何志宏）

拔掉"钉子户"
——子宫肌瘤的治疗

· · · · · · · · · · · **病　例** · · · · · · · · · ·

（接上篇）妇科医生看到张女士的B超报告，仔细询问张女士的病情，建议她尽快入院手术治疗。张女士一听慌了，她跟医生说她今年只有25岁，现在刚结婚，尽管未来几年暂时没有生育需求，但是将来肯定还是想要宝宝的，子宫肌瘤对怀孕会有影响吗？手术之后还能要宝宝吗？如果做了手术，肌瘤是不是就再也不会长了呢？

▶ **什么样的子宫肌瘤需要治疗呢？**

如果是体检中发现的无症状的子宫肌瘤，尤其是接近绝经时发现的，可以选择遵医嘱定期到医院随访。但如果您有如下的症状，此时应当到医院及时就诊，积极处理：① 肌瘤导致月经过多甚至继发贫血。② 肌瘤导致严重的腹痛。③ 肌瘤体积过大造成小便梗阻或严重便秘等压迫症状。④ 子宫肌瘤造成不孕或反复流产。⑤ 肌瘤突然明显增大可疑发生恶变等情况。

▶ **子宫肌瘤有哪些治疗方法？**

手术治疗是子宫肌瘤的常见治疗方法。根据肌瘤的大小、位置及生育需求，手术方案可为子宫肌瘤切除术，即切除肌瘤保留子宫，浆膜下、肌壁间的肌瘤可以根据病情行开腹手术、单孔或多孔腹腔镜微创手术，凸向子宫腔黏膜下的子宫肌瘤可以行宫腔镜下子宫肌瘤切除；部分没有生育要求的女性可行子宫切除术。如果子宫肌瘤的症状较轻，或临近绝经，或患者全身情况差没有办法耐受手术，也可考虑药物治疗缓解症状，部分药物也可使肌瘤缩小，但应注意其不良反应，且暂时没有长期安全使用的可让肌瘤缩小的药物。目前一些新技术，如高强度聚焦超声治疗（HIFU）可通过物理能量使肌瘤坏死、缩小，也可适用于部分不愿意手术的患者。

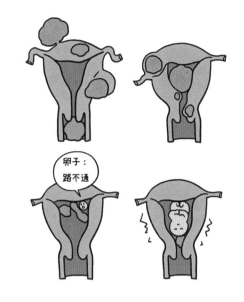

卵子：
路不通

▶ 子宫肌瘤对怀孕会有影响吗？

肌瘤对妊娠的影响主要和肌瘤的大小及位置相关。如果肌瘤位于黏膜下，即主要位于子宫腔内，则可能会影响受精卵着床导致早期流产；位于肌壁间的肌瘤如果过大，会因机械压迫、宫腔变形或内膜供血不足引起流产。较大的肌瘤可妨碍胎儿在子宫内活动而造成胎位不正，臀位和横位的发生率增加。凸向宫腔的子宫肌瘤会争夺宫腔内有限的空间，和胎儿共同抢夺母体的有限营养供应，可能导致胎儿发育小于同样孕周的正常胎儿。如果运气不佳，在孕期肌瘤发生了红色样变，可能会使孕妇发生剧烈腹痛、发热和白细胞计数升高，继而引起子宫收缩。如果通过治疗宫缩不能得到控制，则早产或晚期流产就不可避免。在分娩过程中，由于肌瘤影响子宫的正常收缩，引起宫缩乏力，使产程延长，巨大的肌瘤可阻塞产道造成难产。产后，子宫肌瘤还可能会影响子宫收缩，引起产后出血。因此，如果孕前B超提示肌瘤很可能影响妊娠，应当考虑在孕前尽早治疗。

▶ 子宫肌瘤手术后还能正常怀孕吗？

子宫肌瘤手术本身并不会明显导致受孕率下降，切除子宫肌瘤后可恢复子宫的正常解剖结构，相对于未手术时可提高受孕率。但肌瘤切除手术后，子宫上会有瘢痕，也就是医生常说的"瘢痕子宫"。如果瘢痕愈合不佳，或没有完全愈合后就怀孕，则可能发生临床上令人闻风丧胆的子宫破裂。因此，子宫肌瘤手术后妊娠的时机和妊娠期间的密切监护就格外重要，这就需要医生的专业建议和患者的积极配合。

▶ 子宫肌瘤术后多久才能怀孕呢？

术后妊娠间隔时间取决于子宫的肌层破坏程度。临床上常规建议子宫肌瘤剔除术后避孕1～2年，但是由于肌瘤的位置不同，手术对子宫肌层的破坏程度可能会完全不同，因此子宫肌瘤术后的怀孕时机因人而异，建议肌瘤术后的患者听从自己手术医生的建议。既往有子宫肌瘤手术病史的患者，如果在妊娠期间突然发生持续性腹痛，应当高度警惕子宫破裂的可能，需要立即前往急诊就医。

▶ 患有子宫肌瘤，可以要求医生在剖宫产的同时做子宫肌瘤手术吗？

由于妊娠期子宫血供明显增多，剖宫产的同时行子宫肌瘤切除术的出血风险较大，因此当肌瘤较大、血供丰富，或者位于一些特殊部位时，不建议这样操作。但是，如果肌瘤如前文所说的属于带蒂肌瘤，或肌瘤恰巧位于剖宫产切口处且直径较小，可以考虑在剖宫产时一起切除。总而言之，应当由手术医生根据术中的具体情况来决定。

▶ 子宫肌瘤切除后可能复发吗？

只要有子宫存在，且有月经，子宫肌瘤就有可能会复发。据报道，子宫肌瘤切除术后在第1、第3、第5和第8年的肌瘤复发率分别为11.7％、36.1％、52.9％和84.4％。因此在肌瘤手术后应当定期到医院随访。如果发现肌瘤复发也不要焦虑，并非肌瘤复发就必须立即再次手术，如果肌瘤生长缓慢且没有症状可以暂不处理，等到绝经后肌瘤大多会停止生长。

小 贴 士

子宫肌瘤作为最常见的妇科良性肿瘤，并不可怕。作为医生，我们有很多种办法对付它，不过请大家在咨询医生时，仔细描述自己是否有不适症状及生育需求，以便医生制订最合理的个性化治疗方案。

（何志宏）

每个月的"渡劫"日

病 例

王女士今年42岁,自从生过宝宝后就开始痛经,已经十余年了。每次来月经的那几天对她来说都堪称"渡劫",家里常备着止痛药。近一年,她发现止痛药效果也不理想,而且月经量也明显增多,经期每天要用十几块卫生巾,出血多到有些头晕没力气。这次来月经时她吃好止痛药躺在床上按摩自己的小腹,感觉自己摸到了一块比拳头还大的硬东西,月经结束后赶快来到医院做检查。医生看了B超说她有"子宫腺肌病"。这是一种什么毛病呢?

▶ 什么是子宫腺肌病?

子宫自内向外由三层结构组成,分别是内膜层、肌层和浆膜层,内膜层周期性脱落形成月经。子宫腺肌病是由于内膜层腺体和间质侵入肌层生长,形成弥漫性或局限性(腺肌瘤)病变。侵入的腺体和间质会导致肌层肥大,甚至会使患病的子宫大小超过正常子宫的数倍,有时候患者甚至可以在自己的下腹触及增大的子宫。子宫腺肌病的主要症状是进行性加重的痛经、月经量增多以及经期延长、不孕及流产,严重影响患者的生活质量。

▶ 有痛经史,怎么才能知道自己是不是得了子宫腺肌病呢?

典型的子宫肌腺病患者多有痛经史,医生的妇科体格检查可触及明显增大的子宫,妇科超声常可见子宫均匀性增大,磁共振也有相应特异表现。糖类抗原125(CA125)作为妇科肿瘤常见的肿瘤标记物,在子宫肌腺病患者中也常有升高,但一般升高幅度有限。综合体格检查、病史、影像检查并参考CA125指标,初步诊断并不困难，但是确诊仍然需要手术后的病理诊断。

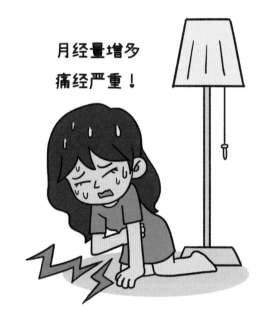

▶ 子宫腺肌病和子宫肌瘤是同一种疾病吗？

子宫腺肌病和子宫肌瘤并非同一种疾病。首先从症状上来说，虽然两种疾病都可能导致月经过多和经期延长，但子宫肌瘤一般很少引起痛经，而痛经则是子宫腺肌病的常见症状。另外，子宫腺肌病的子宫常为均匀性增大，而子宫肌瘤常是结节性增大，即肌瘤自身膨胀性生长，而正常的肌层组织并不会有明显增长。子宫肌瘤患者的血 CA125 指标正常，而子宫腺肌病患者的这一指标常有升高。

▶ 怎样治疗子宫腺肌病呢？

治疗方案主要取决于患者的生育要求以及症状，缓解疼痛、减少出血和促进生育是子宫腺肌病的主要治疗目标。如果患者症状较轻，或即将进入绝经期，可考虑在经期服用止痛药对症治疗。如有生育需求的患者，可考虑尽早备孕。近期无生育计划、有避孕要求的年轻女性也可考虑使用口服短效避孕药治疗，或使用地诺孕素，均可缓解疼痛并减少月经量，其主要缺点在于需每日服药，不易坚持。此外，左炔诺孕酮宫内节育器（曼月乐环）上带有的孕激素缓慢在体内释放，可缓解痛经、减少月经量，是一个长期治疗子宫腺肌病的好方法。促性腺激素释放激素激动剂（GnRHa）治疗，即"假绝经疗法"，可以有效、快速缓解疼痛，治疗月经过多以及缩小子宫体积，可以作为子宫过大手术前的预处理或合并不孕症患者促进生育前的治疗，但疗程不应过长，长期使用可能导致骨质疏松或出现围绝经期症状。对于无生育要求的患者，如症状明显影响生活质量，在药物治疗效果不佳，且患者主观愿意接受切除子宫时，可考虑行子宫切除术。手术可经腹腔镜、开腹或经阴道完成。保留子宫的手术术后子宫腺肌病复发可能性大，且由于子宫腺肌症病灶广泛且与正常肌层界限不清，手术中很难彻底切除。无创技术如HIFU也可适用于部分不愿意手术的患者。

▶ 患有子宫腺肌病，现在试孕一段时间还没有怀上，该怎么办？

子宫腺肌病对生育会产生不良影响，可能会造成不孕、流产率升高，早产、胎膜早破等不良产科结局的发生概率明显增加。子宫腺肌病合并不孕的患者应当到医院的生殖医学科进行子宫腺肌病评估和全面的生育力评估，包括卵巢储备功能（年龄、窦卵泡数、抗米勒管激素、基础内分泌水平）、输卵管通畅性检查、男方精液分析等。治疗目标为在最短时间内实现妊娠，一般推荐体外受精-胚胎移植（IVF-ET）。若患者年轻（＜35岁），生育力良好，具备自然试孕条件，子宫腺肌病病情较轻，可在前文所述GnRHa治疗3～6个月后，自然试孕或促排卵指导同房试孕半年，如未孕可考虑再推荐IVF-ET。

小　贴　士

如果您常年痛经，而且明显有越来越严重的趋势，月经量多或者经期时间延长，建议及时到医院就诊。子宫肌腺病引起的痛经可控可治，可让您每个月的"渡劫日"变得不再可怕。

（何志宏）

忽大忽小的卵巢囊肿

> **病 例**
>
> 　　小李是个年轻的姑娘，前段时间为自己安排了一次全身体检，她怀着激动的心情去取报告，体检报告上写着"卵巢囊肿"，小李赶紧预约妇科医生咨询。妇科医生解释道，她这个囊肿通过检查看是良性的，让她定期随访。小李决定听医生的话，到时间后去复查了妇科B超，却发现囊肿缩小了。小李很纳闷，这个囊肿真的很奇怪，虽然没什么症状，怎么还忽大忽小呢？

▶ 什么是卵巢囊肿？

　　卵巢囊肿是女性比较常见的一种疾病，指卵巢内有囊性肿物生长，属于广义上的一种卵巢肿瘤，可发生于女性的任何年龄段，以20～50岁女性最为常见。卵巢囊肿分两大类，即生理性囊肿和病理性囊肿。

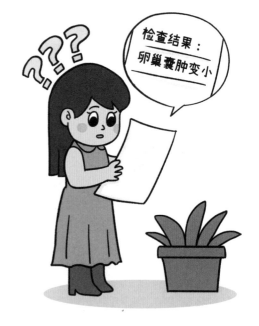

检查结果：卵巢囊肿变小

　　生理性囊肿由女性排卵造成，大多数在月经干净3～7天内消失，部分囊肿可随着月经周期发生大小的变化，这部分囊肿都是良性的。

　　病理性囊肿则跟月经周期无关，是持续存在于体内的囊肿，包括多种类型，如上皮性卵巢肿瘤、卵巢生殖细胞肿瘤、卵巢性索间质细胞肿瘤、卵巢子宫内膜异位囊肿等，病理性的卵巢囊肿有良恶性之分。

▶ 良性卵巢囊肿可以不用治疗吗？

卵巢囊肿治或不治，需要根据患者年龄、卵巢囊肿的大小、存在时间、有无症状及相关辅助检查报告（妇科B超、肿瘤标志物、CT、MRI等）综合判断。如果卵巢囊肿发生在初潮未至的小姑娘和绝经后的女性身上，通常都会建议手术治疗，因为这两个年龄段人群的卵巢囊肿大多数都不是生理性的，如果不处理可能存在一定风险。

▶ 如何判断囊肿要不要处理？

生育年龄女性的卵巢囊肿，要结合以下情况综合判断：

（1）卵巢囊肿大小：通常小于5 cm的囊肿，如果B超提示为完全囊性，血化验中的肿瘤标志物不高，可随访观察，建议3个月后复查妇科B超。如果囊肿大于5 cm，特别是短时间内迅速长大，或在3～6个月的观察期内迅速增大的囊肿，建议手术治疗。

（2）卵巢囊肿存在的时间：生理性囊肿多数都是排卵造成的，特点是完全囊性，囊肿不大，也可能在随访期间缩小，甚至消失不见。若怀疑是生理性囊肿，月经干净后3～7天内再次复查B超，这时候很多生理性囊肿都消失，部分可明显变小。

（3）卵巢囊肿的性质：有些卵巢囊肿B超报告会有提示，比如完全囊性的囊肿，更多的考虑是生理性囊肿，建议复查；有些囊肿会提示巧克力囊肿或子宫内膜异位囊肿，这是子宫内膜异位症的卵巢型，是一种良性病变，要结合患者具体情况决定是否手术治疗；还有一些良性囊肿里面伴实性的成分，这类大多是病理性囊肿，包括良性和恶性病变，根据情况选择手术时机和方式。

绝经后女性如果有卵巢囊肿出现，要高度警惕是否恶变，结合影像检查和肿瘤指标，建议采取更积极的手术治疗方案。

▶ 患有卵巢囊肿会有什么症状？

小的卵巢囊肿多数没有症状，可能体检时才会发现。当囊肿长大后可能会有以下症状：感觉腹胀，腹部扪及包块；卵巢囊肿出现破裂、感染、蒂扭转时会出现急性腹痛，严重时会发生恶心、呕吐，甚至休克等，需要高度警惕，及时就医。

▶ 患有卵巢囊肿要查什么？

对于卵巢囊肿患者，检查中最重要的是妇科B超和肿瘤标志物。如果B超提示囊肿混合回声，特别是含有实性成分，或者血流丰富、囊肿合并腹水时建议手术处理。可能相关的肿瘤标志物包括CA125、CA19-9、AFP等，如标志物升高尤其是进行性升高，也应该考虑手术治疗。还有一些特殊类型的卵巢囊肿，可能分泌激素，必要时需行激素检查。

▶ 听说卵巢囊肿可以微创手术，是不是没有伤口？

大多数卵巢囊肿的治疗确实是可以选择微创手术，即腹腔镜手术，但微创手术不代表没有伤口，只是腹部切口创伤小、术后恢复快。腹腔镜手术已经代替传统开腹手术成为卵巢囊肿手术的首选方式。对于部分卵巢囊肿较大，或者同时伴有一些其他特殊情况的患者，开腹手术也是可选的治疗方式，需手术医师根据患者病情制订手术方案。

年轻患者可行卵巢囊肿剥除术，尽可能多地保留剩余正常卵巢组织；对于较为年长的女性，可选择一侧附件切除术（包括卵巢囊肿、卵巢及同侧输卵管）。对于部分近绝经期或绝经后的女性，如合并子宫疾病，也可以同时选择切除全子宫及双侧输卵管和卵巢。

除了手术切除卵巢囊肿，还可以在超声引导下做卵巢囊肿穿刺，抽吸囊液后，注入硬化药物（如95%乙醇溶液），这样就可将分泌囊液的细胞全部凝固，不再产生囊液，使囊腔闭合。该方法虽然消除了囊肿，但是缺乏病理诊断，不能完全了解囊肿性质，故不推荐。

▶ 卵巢囊肿会复发吗？

良性卵巢囊肿术后卵巢再发囊肿，即通俗意义上的"复发"，虽然切掉了卵巢囊肿，保留卵巢是有可能再发生卵巢囊肿的。比如子宫内膜异位囊肿术后复发可能性高，术后建议药物治疗，卵巢后续再长生理性囊肿也是有可能的，要根据患者的病情、手术方式制定术后的随访方案。卵巢囊肿再发不可怕，重要的是要规律体检，发现问题立即至医院专业妇科医生处就诊咨询，以免延误病情。

小 贴 士

卵巢囊肿在女性中非常常见，如B超报告中发现要及时就医治疗，对病理性的或疑似恶变的卵巢囊肿建议尽快手术。对于育龄期女性来说，生理性的卵巢囊肿可能随着月经周期发生大小的变化，可选择定期复查。大部分卵巢良性囊肿可能没有症状，但当发生破裂、扭转、感染等引起腹痛等症状，需立即就医治疗。

（刘艺璇）

听起来很"美味"的疾病
——巧克力囊肿

· · · · · · · · · · · · · · 病 例 · · · · · · · · · · · · ·

　　春娇与志明是一对新婚小夫妻，办婚礼、度蜜月，两人忙得不亦乐乎，收到了很多亲戚朋友的祝福，如白头偕老、百年好合、早生贵子……看到"早生贵子"，春娇想到备孕前应该去做妇科检查，当拿到妇科B超报告后春娇懵了，肚子里有巧克力囊肿？那是什么？与巧克力有关系么？志明也慌了，两人赶紧去看妇科医生，妇科医生解释道，B超显示有卵巢巧克力囊肿可能，于是详细询问了春娇既往月经情况并耐心解释病情。

▶ 什么是巧克力囊肿？

　　巧克力囊肿（简称巧囊）是一种常见的妇科良性疾病，又称卵巢子宫内膜异位囊肿，是子宫内膜异位症（EM）的卵巢型，因其囊内液呈黏稠巧克力状，故称"巧克力囊肿"。EM是指有活性的内膜细胞种植在子宫内膜以外的位置，并随卵巢激素的变化出现周期性出血及其周围组织纤维化，形成异位结节和血肿，最常发生于盆腔腹膜和卵巢。

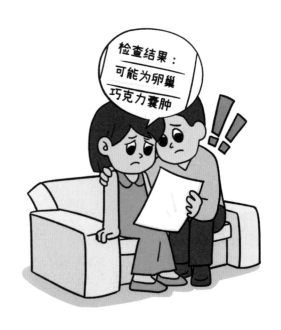

检查结果：可能为卵巢巧克力囊肿

▶ 没症状为什么会有子宫内膜异位症？

目前子宫内膜异位症的病因不明，可能与经血逆流、种植、遗传等原因相关，月经状况、避孕措施、环境因素等是引起本病的高危因素。

子宫内膜异位症患者主要表现为盆腔痛、月经异常和不孕，也有25%的患者无症状，最典型的症状是痛经，常为继发性痛经（即并不是月经初潮时就存在的痛经）。巧克力囊肿的大小还会随月经周期而变化，当月经来潮后巧囊会增大，所以有的患者不同时期去做B超显示囊肿时大时小。

▶ 巧克力囊肿及子宫内膜异位症有何危害？

子宫内膜异位症是育龄期女性的常见病，发病率有上升趋势，达10%～15%，可导致痛经、慢性盆腔痛、月经异常和不孕等，严重影响生活质量。巧克力囊肿对卵巢储备功能损伤较大，可能影响卵巢功能并导致不容易怀孕。

▶ 巧克力囊肿需要手术吗？

并不是所有的巧囊患者都需要手术治疗，如果患者年龄≤40岁，囊肿≤5 cm时，可尝试采用药物保守治疗并定期随访观察，短效口服避孕药是药物治疗的一线选择。

如果经过充分的观察和药物治疗，排除生理性囊肿和炎性肿块后，囊肿不缩小可以考虑进行手术。当然，这要结合患者的年龄、生育需求和卵巢储备能力来综合考虑。其实，比囊肿大小更影响手术的因素是囊肿的生长速度。当药物治疗无法控制疼痛症状，或者囊肿持续变大，或者超声影像变得可疑，可以考虑手术。手术方式建议选择腹腔镜微创手术，创伤小，恢复快。

▶ 手术会破坏卵巢功能吗？

巧囊本身已经降低了卵巢储备功能，而手术可能进一步损伤卵巢的储备功能。由于巧囊形成的特殊性，无论多么精细的手术，都有可能造成一部分正常卵巢组织随着囊肿剥离被损伤，从而导致卵巢储备功能的进一步降低。反复手术更容易导致卵巢组织的破坏，有一些患者就是再次手术之后出现卵巢功能早早衰退。

▶ 不想手术，巧囊可以穿刺治疗吗？

确实有一种治疗方式不需要手术，可通过超声引导下行囊内液穿刺抽吸术，但这实际上是一种治标不治本的方法，术后复发率比卵巢囊肿剥除术更高。即使抽吸后在囊壁内加入硬化剂也并不降低复发率。除此之外，通过囊液细胞学检查很难判断囊肿的病理性质。因此，虽然这个治疗方法听起来似乎创伤不大，但并不推荐。

▶ 巧克力囊肿术后还会不会复发？

手术后如果不用药进行干预，5年内有一半左右的累积复发率，即使做了手术切除病灶，只要卵巢还有功能，囊肿就可能"卷土重来"。子宫内膜异位症是一种激素依赖的疾病，如果患者到了绝经年龄，激素水平下降，子宫内膜萎缩，子宫内膜异位症的症状将得到极大的缓解。

▶ 如何预防手术后巧囊复发？

（1）怀孕：做完手术后，如果盆腔的情况比较好，适合怀孕，并且有备孕的打算，就可以尝试怀孕。怀孕后会有较长时间不来月经，这段时间疾病不容易复发。

（2）打针进入"绝经期"：每个月来医院打一针GnRHa，因激素水平被抑制，患者会进入绝经后的激素水平，呈现一种"假绝经"的状态，月经不来潮。打针这段时间囊肿一般不会复发，异位的子宫内膜萎缩，也是一种治疗手段。但部分患者打针后会出现像更年期一样的症状，例如潮热、烦躁、出汗、失眠、抑郁，甚至骨质疏松等，一般建议术后打3～6针即可，不能长时间应用。停药后，患者就会恢复正常激素水平，所以不要担心。

（3）吃避孕药：如果近期不打算怀孕的女性可以口服短效避孕药，既可以避孕又可以治疗子宫内膜异位症。避孕药有抑制排卵的作用，让内膜不那么活跃，还可以缓解痛经，但是一定要有恒心坚持服用，不要漏服。如果打算怀孕的女性，停药后也没什么影响，可以备孕。

小 贴 士

当得知自己有巧克力囊肿或医生怀疑您是子宫内膜异位症时不要慌张，这是一种女性常见的良性疾病。为了不影响生活质量，保证卵巢功能及不影响怀孕，建议及时就医，在专业妇科医生的指导下定制治疗方案。手术不可怕，术后复发也不可怕，要注重长期管理，及时随访与复查。

（刘艺璇）

发现怀孕了，但可能是宫外孕怎么办？

▶ **什么是宫外孕?**

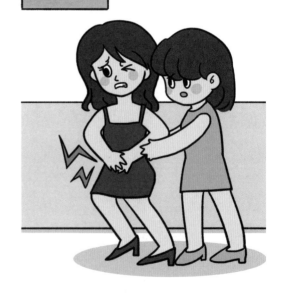

妇科诊室

　　宫外孕是异位妊娠的俗称，是指受精卵在子宫腔外着床发育的异常妊娠过程。正常妊娠应该是精子和卵子在输卵管相遇而结合形成受精卵，然后游向子宫腔，在子宫腔着床发育成胎儿。如果由于某种原因，受精卵在子宫腔以外的其他地方"安营扎寨"，便是异位妊娠。异位妊娠的范围很大，但绝大多数都发生在输卵管内。受精卵在输卵管妊娠是难以持久的，在停经后 1 ～ 2 个月内逐渐长大的受精卵就会撑破输卵管,造成大出血,引起休克,甚至危及生命。在极其罕见的情况下也可能会发生在卵巢、宫颈,甚至腹腔,曾经有报道胎儿长在肝脏、脾脏上等。

人类躯干内脏器所处的区域因为横膈膜的关系被分为胸腔和腹腔。理论上,异位妊娠可能会发生在腹腔内的任意位置。从比例上看,妊娠发生在非生殖系统范围内的概率大约比被闪电击中的概率还要低。

▶ 为什么会发生宫外孕?

导致宫外孕的因素比较多,但这些因素只是提高了宫外孕的风险,还没有数据表明哪一种因素明确会导致宫外孕。比较常见的因素有输卵管不通或不畅、输卵管粘连,或输卵管形态或功能受损。这些因素都会导致一个现象,就是输卵管没有或缺乏能力把受精卵运输到宫腔。换句话说,受精卵来不及离开输卵管就着床,这就是发生宫外孕的直接原因。哪些人群的输卵管功能会异常呢?包括但不限于子宫、输卵管或卵巢出现炎症的女性,及曾经有过宫外孕的女性,注意,宫外孕不是导致再次宫外孕的原因,而是原来导致宫外孕的原因未被解决、输卵管已结扎或复通的女性、有过输卵管手术史的女性。

▶ 哪些情况下要警惕是宫外孕?

(1)停经:除输卵管间质部妊娠停经时间较长外,其他多有6~8周的停经。20%~30%患者无明显停经史,或月经仅过期两三日。

(2)阴道出血:胚胎死亡后,常有不规则阴道出血,色暗红,量少,一般不超过月经量。少数患者阴道流血量较多,类似月经,阴道流血可伴有蜕膜碎片排出。

(3)晕厥与休克:由于急性腹腔内出血及剧烈腹痛,患者轻者出现晕厥,严重者出现失血性休克。出血越多越快,出现症状也越迅速越严重,但与阴道流血量不成正比。

▶ 到医院会做哪些检查呢?

(1)HCG测定:本法是目前早期诊断异位妊娠的重要方法,包括尿HCG和血HCG检测。

（2）超声检查：超声检查对异位妊娠的诊断至关重要，阴道B超检查较腹部超声检查准确性更高。可以发现附件区有异常包块、盆腹腔积液以及宫腔内没有正常的妊娠囊。

（3）后穹隆穿刺：后穹隆穿刺辅助诊断异位妊娠被广泛采用，常可抽出血液放置后不凝固，其中有小凝血块。但若未抽出液体，也不能排除异位妊娠的诊断。

（4）腹腔镜检查：大多情况下，异位妊娠患者经病史询问、妇科检查、血HCG测定、B超检查后即可作出诊断，但对部分诊断比较困难的病例，在腹腔镜直视下进行检查可及时明确诊断，并可同时手术治疗。

▶ 宫外孕该怎么治疗？

（1）药物保守治疗。病情比较轻、发现比较早的患者，可以不需要手术，选择药物保守治疗。① 优点：比较经济、无创伤、心理影响小。② 缺点：住院时间会相对久一些；个别患者也会有保守治疗失败，之后仍需手术的可能性。

（2）手术治疗。如果患者病情评估危险性比较大，则手术治疗更合适，目前多采用在腹腔镜下手术治疗，也就是大家俗称的"微创手术"。具体手术方式包括根治手术（输卵管切除术）和保守手术（输卵管切开取胚术、输卵管伞端胚胎挤出术等），需要根据具体病情和患者的生育需求选择最合适的手术方式。缺点：花费较保守治疗偏贵，个别患者也会有一些手术损伤的可能。

当然，在最终治疗方式的选择上，要结合自身情况，听从医生合理化的建议才是最安全的。

▶ 宫外孕治疗后该怎么办？

（1）饮食指导：给予高蛋白质、高热量、高维生素、易消化的饮食。

（2）一般术后1周可参加重体力劳动以外的工作。

（3）1周后门诊复查血HCG直至正常；1个月内禁止性生活及盆浴。

（4）门诊随访：有宫外孕病史的患者，再次宫外孕的可能性增加；同时对于有生育要求的患者，应定期门诊随访。

小　贴　士

　　宫外孕的生理恢复时间不是一个固定值，而是因人而异。有些患者恢复得快，有些患者恢复得慢，所以无法一概而论。从患者角度看，当来过2～3次正常月经以后，应当恢复得差不多了，但还是建议遵医嘱进行复查。总之，宫外孕不可怕，可怕的是没有及时就医以及缺乏对宫外孕的了解，希望这些科普知识可以帮助曾经经历过宫外孕，以及惧怕宫外孕发生的女性朋友们。

（宋柯琦）

黄体怎么突然就破裂了

············· 病 例 ·············

　　刚上班时，小红就在男友的搀扶下冲进了诊室，说与男友第一次恩爱后，清洗完突然一阵肚子剧痛，随后跪地不起了，痛到不能呼吸。随后男友就带她来医院，检查后发现肚子里全是血，正是黄体破裂导致。

　　这个黄体究竟是啥？为什么会破裂？

▶ 什么是黄体？

　　卵巢里每个月都会有个称为"黄体"的组织出现。简单地说，成熟女性在月经中期有一次排卵，如同"火山喷发"，当卵子排出后，卵巢表面会残留一个"火山口"，被富含毛细血管的黄色结缔组织填塞进去，它就是黄体。黄体通常在排卵后一周左右发育成熟，大小一般是 1～4 cm，有些可达到 5～6 cm，极个别情况达到 8～9 cm 或者更大。虽然黄体是一种临时性的细胞团，我们却不能小看它，它是女性身体内最神奇的组织之一。黄体会分泌非常重要的物质，如雌激素、孕酮以及抑制素等。一般地说，黄体期为 12～14 天，过短或过长都可能让身体发生变化。

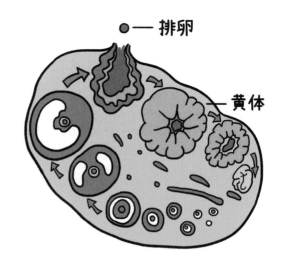

排卵

黄体

▶ 黄体为什么会破裂？

　　黄体破裂是妇科常见的急腹症之

一，常发于性活跃期的育龄女性身上。可以将黄体想象成一个直径2 cm左右的球，里面有很多微血管，在黄体期供应充足的血液。因此，黄体的个头越大，表面就越脆弱，当无法承受压力时也就越容易破裂。

黄体破裂最常发生在排卵后的7～10天，最常见的原因就是受到外压后破裂。生活中常见导致黄体破裂的原因包括：剧烈运动，比如跳跃、奔跑；突发的外力作用，比如咳嗽、打喷嚏；妇科检查，按压太用力导致破裂；便秘，需要增加腹压来排便，就可能导致破裂；性行为也是黄体破裂的高发原因。

不过，黄体破裂并不都是外力造成，少数人的黄体形成较大导致自行破裂，像是睡一觉突然觉得腹部很痛，可能就是这个原因。

▶ 黄体破裂有什么症状？

黄体破裂的症状及表现因人而异。有的患者可能仅有突然但很轻微的一侧下腹疼痛，破裂黄体内的毛细血管自行愈合，流出的少量血液也自行吸收，不留任何后遗症；也有患者可能先是一侧下腹突然剧痛，短时间后成为持续性坠痛，伴肛门坠胀感或者轻度腹泻，一般无阴道流血或少量出血，内出血严重者可有头晕、面色苍白、心慌、晕厥等表现。如果患者突然出现下腹剧烈疼痛，单侧或双侧，此时要做的就是不要忍痛、不要硬抗，立即去医院就诊，因为严重的黄体破裂会导致出血性休克。

▶ 黄体破裂怎么治疗？

黄体破裂有保守治疗和手术治疗两种方法。

（1）保守治疗：部分黄体囊肿破裂出血不多者，经保守治疗破裂口可自行闭合。如腹痛、盆腔积液消失，则可认为治愈。

（2）手术治疗：对于发病急、临床症状重、内出血多的患者，要尽早手术。

▶ 黄体破裂后如何调养？

（1）饮食调理：合理饮食，选择易消化的高蛋白质、高矿物质、高维生素的饮食。多吃蔬菜、水果，保持大便通畅。

（2）日常护理：① 卧床休息，减少活动。② 月经后期注意自我保护，注意保暖，避免剧烈运动。③ 保持心情舒畅，避免焦虑、恐惧情绪。

▶ 怎么预防黄体破裂呢?

准确地说，这很难预防。毕竟连咳嗽、跑步都有可能导致黄体破裂，单是这一点就让人防不胜防。建议在月经来前一周，正是黄体的充血时期，这段时间一定要好好保护自己的腹部，避免瞬间的大动作，也要小心腹部不要受到外力撞击，同时减少负重机会。避免剧烈的性生活，因为太用力的动作都可能不小心使黄体破裂。

特别要提醒一下，不管是黄体破裂或是其他妇科疾病，有警讯就一定要尽早就诊。月经周期第20～27天（月经周期以28天计算），正好处于女性黄体期。绝大部分的黄体破裂发生在每次月经周期的最后一周内，如果女性在黄体期内发生腹痛症状应考虑黄体破裂的可能，尤其是不久前有激烈性生活史的，应立即前往医院就医，不可耽误治疗。

小 贴 士

黄体破裂又被称为"青春杀手"。虽然听起来可怕，但实际发生概率不高，也不会留下后遗症，可疼起来真是"要命"。我们只有了解自己，才能更好地预防疾病、保护自己。

（宋柯琦）

年轻女孩突发腹痛要当心卵巢囊肿蒂扭转

病　例

小丽今年16岁,5天前体育课后就觉得下腹部隐隐作痛,到校医务室开了治疗肠胃炎的药,吃了之后仍然没有好转,近2天腹痛越来越重,坐卧不安,要一直趴在桌子上才能稍微缓解。老师发现后急忙叫来家长,带到医院检查后发现左侧卵巢有一个7 cm大小的肿块,经妇科医生会诊,诊断为卵巢囊肿蒂扭转。该病属妇科急腹症,需紧急进行手术。然而不幸的是,术中发现小丽左侧卵巢因缺血较久已出现坏死,虽经过救治保住了小丽的卵巢和输卵管,但左侧卵巢的功能可能受到影响。

▶ **女孩突发腹痛,家长应重视**

女孩只要进入青春期,月经来潮后卵巢就有长出囊肿的可能,大多为良性囊肿,如单纯囊肿、良性囊腺瘤等。但很多女孩常因年纪小,不适宜进行妇科检查,导致囊肿不易在早期被发现,即使发生扭转也常常被误认为是肠胃炎,造成诊断与治疗的延误。因此,女孩如发生急性腹痛,一定要及时到医院就医。

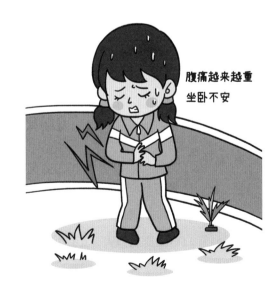

腹痛越来越重
坐卧不安

▶ 卵巢囊肿是怎么回事？为什么会扭转？

位于女性盆腔深处的子宫两侧分别带了一对卵巢和输卵管，卵巢能够排卵和分泌激素，输卵管则能够拾起卵巢排出的卵子。女性月经初潮后，两个卵巢每个月会交替排一次卵，如果排卵出现异常，卵巢就有可能长出生理性囊肿，生理性囊肿大部分会自然消退。因为卵巢的组织构成很复杂，有些女性的卵巢会长出病理性囊肿，有来自卵巢上皮的、卵巢生殖细胞的，也有来自卵巢间质的，大都生长缓慢，但随着卵巢囊肿的慢慢长大，就会出现一些并发症，最常见的就是蒂扭转。卵巢囊肿的蒂就是囊肿的根部与子宫相连的韧带，卵巢囊肿长到 4～5 cm 以上后扭转的概率也会大大增加。在运动或体位改变后，囊肿就有可能在体内旋转，并且卵巢囊肿扭转后还会带上同侧的输卵管一起旋转。当旋转达到一圈以上，卵巢囊肿的蒂部和输卵管的峡部就会绞窄在一起，血供就会被阻断，此时就称为卵巢囊肿蒂扭转。随着扭转的时间延长，卵巢和输卵管就会因缺血发生坏死。

▶ 卵巢囊肿蒂扭转后会有什么症状？

卵巢囊肿蒂扭转多发生在年轻女性，常常发生在运动、上厕所后，也有部分女性在夜间睡眠中发病，表现为突发的剧烈下腹痛，呈持续性、绞窄性，腹痛有可能随着体位的变化而出现变化。如果卵巢囊肿仅仅扭转 180°，随着患者体位的变化可能自行复位，患者的腹痛会缓解。如果卵巢囊肿扭转了一圈以上则很难自行复位，而患者的腹痛在持续数小时后可能会有所减轻，但疼痛并不能完全消失，因此临床上常常见到腹痛好几天、时轻时重，但总是不能完全缓解才来就诊的患者。

▶ 卵巢囊肿蒂扭转会有什么危害？

卵巢囊肿蒂扭转会导致患侧的卵巢和输卵管的血供被阻断，如能及时将扭转的卵巢复位，恢复卵巢和输卵管的血供，短时间的扭转不会对卵巢和输卵管造成损害。但如果扭转的时间过长，卵巢和输卵管就会因为长时间缺血而发生坏死，对卵巢和输卵管的功能造成损害，影响内分泌和生育功能。严重者甚至要切除患侧的卵巢和输卵管，而且坏死的组织内容易形成血栓，血栓发生脱落后还会有导致血栓栓塞性疾病的风险。

▶ 卵巢囊肿蒂扭转后怎么治疗?

卵巢囊肿蒂扭转属于妇科的急腹症,以手术治疗为主,目前多采用微创手术剥除卵巢囊肿,恢复卵巢正常位置。如果卵巢囊肿扭转时间过长,卵巢坏死严重,则不得不切除患侧的卵巢,手术后患者的腹痛等症状即可迅速解除。

小 贴 士

年轻女孩如果出现运动、体位改变后的下腹疼痛,且持续不能完全缓解,应意识到可能是发生了卵巢囊肿蒂扭转,需及时到医院就诊,寻求医生的帮助,及时解除扭转,保住卵巢。

(张　楠)

只是做个流产，怎么这么危险？

病 例

　　王女士剖宫产术后不到一年就意外怀孕了，为了方便就去私人诊所做了无痛人流，可是术后却一直有阴道出血，因为量不多，王女士也没有重视。直到术后20天突然出现阴道大量流血，还伴有很多血块，王女士赶紧前往医院检查，医生经过详细的检查后考虑王女士是剖宫产切口处瘢痕妊娠，建议立即住院治疗。

▶ 只是做个流产，怎么这么危险？

　　剖宫产瘢痕妊娠是一种十分常见的剖宫产远期并发症，是指有剖宫产史的女性，在再次妊娠的时候受精卵着床在前次剖宫产子宫切口的瘢痕处。剖宫产瘢痕处的黏膜层欠完整，血管比正常组织的要少，血供不丰富，着床在瘢痕处的孕囊就会往子宫肌层生长，子宫瘢痕处的组织通常比较薄弱，弹性较差，随着孕囊不断生长植入子宫肌层，甚至会穿透子宫肌层，将子宫撕裂。剖宫产瘢痕妊娠在早期人流时因位置特殊，容易出现漏吸，加之子宫瘢痕处缺乏正常的肌纤维，在手术时也容易出现难以控制的大出血，是一种特殊也是比较难处理的异位妊娠，是妇科医生最棘手的问题之一。

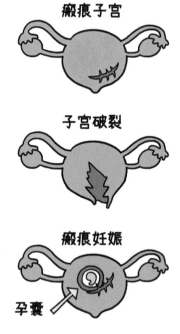

瘢痕子宫

子宫破裂

瘢痕妊娠

孕囊

▶ 怎么确定是剖宫产瘢痕妊娠？

很多女性在生育第一胎时选择了剖宫产，在进行手术时医生会在子宫下段切开一个 10 cm 左右的口子，取出胎儿之后再进行缝合，缝合后就会留下瘢痕。部分女性的子宫瘢痕处会有微小的裂隙，再次妊娠时，孕囊如果刚好在瘢痕处着床，像播撒了一粒种子一样茁壮生长，就会形成剖宫产瘢痕妊娠。剖宫产瘢痕妊娠是一个时限性的诊断，仅限于小于 12 周的早孕期。剖宫产瘢痕妊娠的发生率与剖宫产次数和距离剖宫产的时间并没有明显的相关性，少部分人发生剖宫产瘢痕妊娠后可能会出现不规则的阴道流血、腹痛等症状，大部分剖宫产瘢痕妊娠的患者通常没有明显症状。最主要的诊断方法就是妇科超声检查。通过超声可看到妊娠囊着床于前次剖宫产子宫切口的部位，部分妊娠囊内还可以见到胚芽或胎心搏动，严重者甚至可以看到子宫前壁肌层连续性中断，妊娠囊与膀胱之间的子宫肌层变薄甚至消失。对于严重的剖宫产瘢痕妊娠，可以进一步做盆腔磁共振检查，能够通过多维图像清楚地分辨子宫宫腔、子宫瘢痕和孕囊之间的关系。

▶ 确诊剖宫产瘢痕妊娠后该怎么办？

一旦发现剖宫产瘢痕妊娠，要尽早住院治疗，避免大出血的发生。如果病情严重，出血风险大，可以通过介入手段进行子宫动脉栓塞术，利用可吸收海绵暂时堵住子宫的血流，减少出血风险。治疗手段一般可采用药物治疗、超声引导下清宫术、宫腔镜下妊娠病灶清除术、经腹腔镜或经腹或经阴道子宫瘢痕妊娠病灶切除术，如果出现难以控制的大出血甚至需要行子宫切除术。

小 贴 士

对于有剖宫产史的女性而言，如果出现停经后阴道出血、腹痛等症状，要及时确认是否怀孕，在孕早期一定要定期检查，通过超声检查明确是否是剖宫产瘢痕妊娠，一旦明确是剖宫产瘢痕妊娠应尽快入院治疗。

（张　楠）

子宫切口憩室
——剖宫产伤口没长好吗？

······ **病　例** ······

　　李女士，32岁，一年半前剖宫产后喜获二胎儿子，4年前剖宫产诞下女儿，现在儿女双全凑成一个"好"，全家都非常开心。但是最近李女士发现一件非常"闹心"的事，停止哺乳后恢复了月经，可是每个月的月经拖拖拉拉要持续10余天，一开始她以为是产后还没有恢复好，但是半年过去了月经一点没有改善，长时间垫卫生巾也让她患上妇科炎症，很不舒服。李女士来到妇科门诊就诊，检查B超提示"子宫切口憩室"，医生告诉她，是剖宫产子宫上的瘢痕没有恢复好才造成她月经时间长持续不干净。

▶ 什么是子宫切口憩室？

　　简单地说，就是子宫剖宫产切口愈合不佳留下的缺陷。子宫切口在剖宫产术后未正常愈合的瘢痕处肌肉层缺损和变薄形成的隐窝"小兜"。在来月经的时候部分月经血会积存在这个"小兜"内，月经干净以后，身体一活动可能又有少量的暗红色血液流出来，导致患者经期延长。大家想象一下，如果把子宫内膜当做土地，憩

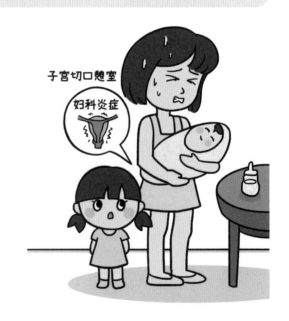

子宫切口憩室

妇科炎症

室就是一个坑。下雨的时候雨水无法顺着地表流走，积聚在坑中，雨后不时地漫出一点儿，就是经期长的原因，长时间的慢慢流出，喜欢潮湿的细菌大量繁殖，阴道炎随之而来，对患者的生活造成很大困扰。

▶ 子宫切口憩室主要有哪些症状？

患者一般无明显症状，有症状者不到10%，表现为异常子宫出血、不孕、慢性盆腔痛、痛经、易患阴道炎等。其中，异常子宫出血发生率最高，尽管月经周期正常，但会出现经期延长、非月经期不规则出血、同房后出血等，症状轻重与子宫切口憩室大小有关。

▶ 是不是剖宫产手术没做好才造成子宫切口憩室？

子宫切口憩室通常不是剖宫产手术没做好引起的，而往往是由剖宫产伤口愈合不良、感染、吻合不齐、子宫内容物排出受阻、子宫内膜异位症等诸多因素所造成。随着剖宫产次数增加，产生子宫切口憩室的概率明显升高。

▶ 如何治疗子宫切口憩室？

如果没有明显的临床症状可以不用治疗。如果出现一些不适症状，例如月经淋漓不尽等情况可以考虑药物治疗或者手术治疗，可以在医生的指导下服用短效口服避孕药，也可以使用宫内节育器（例如曼月乐环）进行调整。如果比较严重可以考虑进行手术治疗，常见的手术包括宫腔镜手术、腹腔镜或宫腹腔镜联合手术及阴式手术，通过切除或烧灼憩室内异常黏膜组织和扩张增生的血管，达到改善症状、利于生育的目的。

▶ 已有子宫切口憩室，再次怀孕的时候子宫会破裂吗？

子宫切口憩室的患者如果怀孕了，由于憩室部位子宫壁比较薄弱，有一定风险，但也不需要过度紧张。孕期需要注意以下几点：① 早孕时，注意早孕期孕囊着床的位置。如果着床在子宫憩室上，就称为瘢痕妊娠，属于宫外孕的一种，容易引起子宫破裂，危及生命，必须及时终止妊娠。② 在怀孕中期需要做超声检查，判断胎盘与子宫切口憩室之间的关系。如果胎盘附着在子宫切口憩室上，就容易引起胎盘植入，这种患者需要严格监护，尤其分娩时容易出现大出血等。③ 在晚孕期一定要注意定期做超声检查，监测子宫下段的厚度以及完整性，避免发生子宫破裂。

▶ 子宫切口憩室不治疗会发生癌变吗?

子宫切口憩室只是一个手术瘢痕愈合不良造成结构上的改变，并不是器质性的病变，所以大可不必担心癌变的问题。

小 贴 士

子宫切口憩室是剖宫产术后造成的问题，我们提倡患者顺产，但是如果剖宫产后不幸造成子宫切口憩室，也没必要过度担心，这个疾病本身就是可控可治的，尤其是针对有症状的患者，由专业医生评估，可以通过药物或者手术进行治疗。

（殷　霞）

得了子宫内膜息肉怎么办?

．．．．．．．．．．．．．．．．．．　病　例　．．．．．．．．．．．．．．．

　　顾女士,28岁,今年刚结婚,最近正在和老公积极备孕,准备来年迎接新生命的到来。为了提高受孕的概率,她开始通过排卵试纸监测自己排卵,可是最近连续2个月顾女士发现一到排卵那几天就出现少量的阴道出血,又不像正常的月经,使得她无法和老公完成"造人"计划,于是她到妇科门诊就诊。医生建议她做妇科超声检查,结果超声报告提示"宫腔占位,子宫内膜息肉可能",顾女士看到这份报告,顿时无比紧张。

▶ 子宫内膜息肉严重吗?

　　子宫内膜息肉是子宫内膜局部间质过度增生造成的,是一种常见的妇科疾病,据报道女性发病率达到8%～35%。它可以是单一病灶或者多发性病灶,大小不一,从数毫米到数厘米,如果有些息肉较大可以凸入宫颈管,继发感染、坏死等,患者往往伴有血性分泌物。绝大多数子宫内膜息肉是良性的,所以患者不用太担心。

▶ 子宫内膜息肉是什么原因导致的?

　　子宫内膜息肉好发于育龄期、绝经后女性,发病的原因主要和以下几点相关:① 雌激素水平过高,如长期不排卵,或者长期使用雌激素刺激子宫内膜生长;或者是服用激素类的保健品;或者是患者肥胖,均可升高雌激素引起子宫内膜息肉。② 可能是由于炎症导致的,如各类妇科炎症、流产、宫腔内异物刺激等。③ 可能与一些慢性疾病如高血压、糖尿病等相关,还可能与乳腺癌术后长期服用他莫昔芬等药物刺激子宫内膜增生有关。

▶ 应该如何治疗子宫内膜息肉？

一般认为，子宫内膜息肉小于1 cm且患者没有明显异常出血症状可以暂时随访观察。约20%的内膜息肉随着月经周期可以消失，或者随着月经的排出而脱落；有些息肉可能自然消失。对于体积较大、有症状或者有内膜恶变高危因素如糖尿病、高血压、绝经后出血等患者，需要进行手术。

▶ 子宫内膜息肉手术是怎么做的？

宫腔镜下子宫内膜息肉切除手术是最有效最直接的治疗方法。在宫腔镜直视的情况下定点切除子宫内膜息肉，可以避免遗漏。在手术过程中尽量选择宫腔镜下冷刀切除息肉，不选择电切，可以有效保护子宫内膜，对有生育要求的患者尤其重要。一般建议患者在月经干净一周之内手术，这个时候子宫内膜息肉显露最明显，可以有效地保护周围其他部位的子宫内膜。

▶ 子宫内膜息肉手术后会复发吗？如何预防？

手术后子宫内膜息肉还是有一定的复发概率，为20%～30%，尤其是生育年龄的女性。所以，一般在手术之后要给予一些预防措施，例如口服孕激素或者短效口服避孕药，预防复发；对于没有生育要求的女性，可以在宫腔内置入曼月乐等含有孕激素的避孕环，预防子宫内膜息肉复发。当然，同时需要去除高危因素，积极锻炼身体对预防子宫内膜息肉复发也具有重要作用。

子宫内膜息肉癌变的概率

0.1%～0.8%

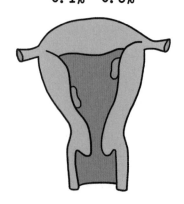

▶ 子宫内膜息肉手术后会影响怀孕吗？

子宫内膜息肉会导致女性出现异常阴道出血现象，甚至到了排卵期而不能正常进行性生活，进而导致受孕率下降。另外，反复流血现象很有可能会导致炎症侵入子宫内部，引发子宫内膜炎，受孕率下降的同时还可能会出现孕囊不易着床、流产或者胚胎发育异常等现象。当子宫内膜息肉体积增大、数量增多时，对怀孕的影响也会相对增加。因此，发生子宫内膜息肉时建议及时就医。

▶ 子宫内膜息肉会癌变吗？

子宫内膜息肉癌变的概率不大，为0.1%～0.8%。大部分子宫内膜息肉是不会癌变的，不必过度担心。

小 贴 士

子宫内膜息肉是常见的妇科疾病之一，对于息肉较大或者有症状、有高危因素的患者，建议积极治疗去除内膜息肉。宫腔镜是子宫内膜息肉首选的治疗手段，根据患者的生育要求，选择宫腔镜下不同的治疗方法。手术后预防子宫内膜息肉的复发也是必不可少的，建议结合患者的实际情况和医生的建议进行综合评估和选择。

（殷　霞）

乘虚而入的感染性疾病

洗洗真的更健康?

霉菌性阴道炎真的是阴道"发霉"了吗?

宫颈炎到底需不需要治疗?

"沙眼"也能性传播?

解惑爱的"疣"愁

······

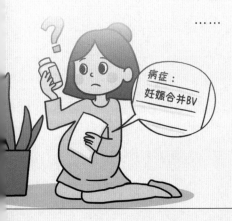

病症:

妊娠合并BV

外阴瘙痒难启齿，网购药膏涂一涂？

················· 病　例 ·················

　　陈阿姨今年56岁，半个月前来到诊室，说自己外阴瘙痒5年了，因为老公去世多年，自己还得了这些"妇科毛病"，怕招人闲话，以往就自行购买点中药洗剂、激素药膏洗一洗、涂一涂，再自己"屏一屏"，也就不觉得痒了。结果1个月前感觉外阴肿胀、又痒又痛，无意间发现外阴肿胀处还有点出血，这次实在屏不过去了，只得来医院看一看。医生查体一看，两侧大阴唇明显大片白斑。活检病理出来，结果显示为"外阴浸润性鳞状细胞癌"，必须行根治性的切除手术。

▶ 什么是外阴癌？

　　外阴癌比较少见，仅占女性生殖系统恶性肿瘤的2%～5%，但近年来全球范围内人乳头状瘤病毒（HPV）感染率上升，外阴癌的平均发病年龄有所下降，最常见的外阴鳞癌常常发生于绝经后女性。虽然外阴癌可以没有症状，但是大多数患者还是会出现外阴瘙痒，或疼痛，或发现外阴肿块或溃疡，最常发生在大阴唇，其次是小阴唇、阴道前庭及阴蒂

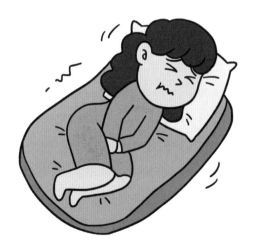

"痒！痒！痒！"

等处。如果发现可疑的局部结节或肿块，伴有瘙痒、疼痛等不适，必须及时求助专业医生。

外阴癌的发病原因不是很明确，目前认为HPV感染是发病的主要原因。HPV阴性的外阴癌与外阴白斑、外阴萎缩、外阴尖锐湿疣以及其他性传播疾病等有一定的联系，需要依赖专业手段一一鉴别。有些早期外阴癌表现不明显，可能仅仅是皮肤瘙痒或皮肤黏膜表面粗糙。

▶ 外阴瘙痒会发生恶变吗？

外阴是特别敏感的部位，神经分布密集，妇科多种病变及外界刺激均可引起瘙痒，一般可分成非病理性瘙痒与病理性瘙痒。非病理性的外阴瘙痒多由没有注重个人卫生或者穿着紧身裤、透气性不好的内衣等所引发，这种情况可以通过调节生活习惯得到改善。但病理性的外阴瘙痒则不同，外阴上皮内病变、外阴硬化性萎缩、外阴湿疹甚至包括外阴癌等恶性肿瘤均可引发外阴瘙痒，当患者碍于种种原因未能及时就诊时往往会延误病情，甚至会错过最佳诊疗时机。

▶ 为什么外阴这么痒？

（1）局部慢性刺激：这是外阴瘙痒最常见的原因。滴虫、真菌等感染患者时会引起生殖道炎症。因此，此类患者除了瘙痒外，还常伴有白带增多、白带异味、白带发黄或白带豆渣样改变等症状。

（2）个人不良卫生习惯：此类人群没有定期清洁外阴的习惯，喜欢用肥皂清洗外阴或阴道，喜穿透气性差的紧身化纤内裤，或者对卫生巾过敏等。改变生活习惯后症状通常会得到改善。

（3）外阴寄生虫病：如感染阴虱、蛲虫、疥螨等。多是身处不卫生的环境所致。

（4）外阴各类疾病：包括一些外阴良性病变如外阴硬化性苔藓、外阴湿疹、外阴癣、外阴神经性皮炎、外阴尖锐湿疣等或恶性病变如外阴癌。

（5）全身性疾病的外阴局部症状：如接触性皮炎、银屑病、糖尿病、维生素缺乏等。

（6）其他：季节变化、干燥环境、过敏等原因也会引起皮肤瘙痒，包括外阴瘙痒，在排除其他情况后需要考虑这一点。

▶ 遇到什么情况应该就诊？

有些患者因为传统观念，瘙痒就多洗洗，或是去药店买点药膏用一用，没有及时就诊，直到出现疼痛、肿块或出血才来就医，这时疾病可能已经进展到中晚期，为时已晚。

▶ 遇上外阴瘙痒的患者，医生会做哪些检查？

（1）查体、白带常规、TCT、HPV检查四件法宝：当患者讲出外阴瘙痒的症状后，医生会更详细的询问病史，随后患者需要躺在检查床上接受医生的查体，医生会观察外阴、阴道及白带情况，进行白带常规检查，还有外阴表面脱落细胞及阴道、子宫颈脱落细胞涂片检查，也就是常说的TCT。由于外阴癌的发病与HPV感染相关，因此还会进行HPV的检测。

（2）慢性内科疾病莫忘记：患者可能还会被问到有没有糖尿病、免疫性疾病等可能影响外阴局部症状的慢性疾病，一定不要忘记说明这些病史。

（3）外阴活检来确诊：医生会对有外阴肿物、白斑或溃疡出血、不明黑痣以及外阴摸到淋巴结肿大的患者进行活检，明确诊断。由于外阴的神经血管分布密集，极为敏感，外阴活检术会比较痛，而且要避开月经期。

医生会根据不同的病理类型采取不同的治疗手段。

小 贴 士

外阴瘙痒并不可怕，及早干预及早治疗。不要因为内心羞涩，让"小病"变"大病"。遵医嘱规范治疗，瘙痒会好得更快。

（洪祖蓓）

没有性生活的青春期女孩，私处瘙痒难忍是为何？

······· 病　例 ·······

　　妇科门诊来了一位17岁的大一新生小胡，小胡告诉医生她今年开始出现持续的外阴瘙痒，常常因为瘙痒难忍而坐立不安，严重影响自己的学习和休息，但是自己从来没有过性生活，分泌物也没有异常表现。这到底是为什么呢？

　　医生检查外阴发现小胡的小阴唇出现了萎缩，看起来像发育不良，阴道口周围的皮肤有些发硬，皮肤颜色有些减退发白。医生告诉小胡这很可能是一种慢性病——外阴硬化性苔藓，需要外阴活检明确诊断。最终活检结果也证实了医生的怀疑。

▶ 什么是外阴硬化性苔藓？

　　外阴硬化性苔藓（VLS）是一种常见的外阴慢性炎症性非瘤样皮肤病变，以外阴及肛周的皮肤和黏膜萎缩变薄为主要特征，呈慢性进展伴反复发作。未及时规范治疗可导致外阴萎缩、粘连、瘢痕形成，甚至外阴丧失正常解剖及功能，影响性生活，局部发生癌变的风险亦有所升高。

　　因病变区域皮肤和黏膜多呈白色，故称其为外阴白色病变。曾经被称为原发性外阴萎缩、外阴白斑、外阴干枯、外阴营养不良等。

　　外阴硬化性苔藓可有下列表现：① 外阴皮肤变白；② 阴蒂、大小阴唇萎缩；③ 外阴皮肤干燥；④ 剧烈的瘙痒或疼痛；⑤ 性交困难、性交痛；⑥ 排尿障碍、尿痛、便血；⑦ 外阴溃疡、皲裂。

▶ 为什么会患外阴硬化性苔藓?

外阴硬化性苔藓可以发生于任何年龄，其中绝经后女性占50%～60%，其次是青春期前的小姑娘。

目前该病病因不明，可能和遗传、免疫、内分泌等因素有关。21%的患者会合并自身免疫相关疾病（如甲亢、糖尿病、白癜风等）。另外，雌激素缺乏或雄激素不足时也可能会出现外阴硬化性苔藓。

前文中的小胡在一系列化验检查后，发现存在雌激素缺乏、卵巢功能衰退的情况，这很可能是导致她外阴硬化性苔藓的原因。

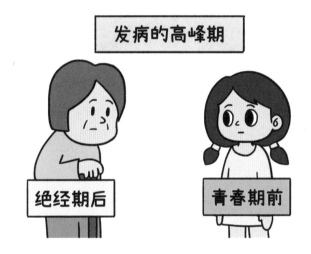

▶ 外阴硬化性苔藓是否要治疗?

硬化性苔藓会给女性私处带来一系列问题。疾病进展会出现外阴萎缩，表现为大阴唇变薄，小阴唇变小甚至消失，阴蒂萎缩。晚期阴道口挛缩狭窄，有些甚至可能恶变。明显的瘙痒症状会影响患者的日常生活和睡眠，患者常常苦不堪言。因此，必要时一定要到正规医院明确诊断后规范治疗。

▶ 外阴硬化性苔藓没有任何症状，也需要治疗吗?

近10%的外阴硬化性苔藓患者可完全无症状，可能是自己偶然发现或医生在妇科检查时发现。部分青春期前硬化性苔藓能自然缓解，但大部分外阴硬化性苔藓患者需要积极干预和治疗，而且即使是现阶段无症状者也应接受治疗。外阴硬化性苔藓有一定的恶变率（大约为2/10万），并且随年龄增长而升高，75岁以上外阴硬化性苔藓患者的恶变率约为25/10万。未经治疗的外阴硬化性苔藓患者罹患外阴鳞状细胞癌的概率是正常人的300倍，规范治疗可使恶变风险明显降低。因此，无论有没有症状都建议规范治疗，目的是延缓病变进展、预防恶变，预防并发症和提高生活质量。

▶ 怎么治疗外阴硬化性苔藓？

① 药物治疗：局部外用糖皮质激素是主要一线治疗药物。一般推荐3个月疗程并逐渐减量方案。部分幼女硬化性苔藓至青春期后有可能自愈。对于药物治疗无效或严重粘连的患者，可以选择物理治疗或手术治疗。② 物理治疗：物理治疗方式有点阵激光、聚焦超声、光动力。相对安全、有效、微创，可作为外阴硬化性苔藓的治疗手段。③ 手术治疗：手术治疗适用于保守治疗失败、外阴粘连和可疑恶变患者。一般采用外阴局部病灶切除术、单纯外阴切除术或外阴粘连松解术。④ 生活干预：保持外阴清洁干燥。禁止用刺激性大的肥皂或药物清洗外阴，避免用手或器械搔抓。饮食清淡，少食辛辣或过敏性食物。穿宽松舒适棉质的内裤。

▶ 外阴硬化性苔藓能治愈吗？

外阴硬化性苔藓是一类病因复杂的慢性进展性疾病，诊断容易但治疗困难，几乎是难以治愈的。因此，长期规范随访极为重要，一般推荐随访时间为治疗后第3、第6、第12个月，之后每6～12个月随访一次。外阴硬化性苔藓恶变的主要危险因素是高龄和过度角化病损的存在，因而要特别关心家里的老太太，如果伴有外阴皮损、黏膜变厚变硬或其他如溃疡等不适，更应加强随访，必要时活检排除恶变。

小贴士

不论是更年期的女性，还是青春期前的女性，如果有私处瘙痒难忍的情况，不管曾经或目前是否有性生活，请一定及时到正规医院妇科就诊，明确诊断，早期治疗。

（洪祖蓓）

洗洗真的更健康吗？

·············· 病　　例 ··············

　　在妇科门诊，有个很年轻的小姑娘心事重重地走进诊室，一进门就很焦急地对医生说："医生，我想要检查一下，其他医院说我阴道里不干净有炎症，我平时一直很注意的，内裤也天天换，怎么会这样？您帮我看看吧！"医生也很好奇，就问："'阴道不干净'这么不专业的说法，不像医生讲的话嘛。"她这才很不好意思的说，她昨天去美容院做皮肤护理，推荐她"私密护理"体验，结果被告知阴道不干净，推荐她使用一款"进口阴道冲洗液"，还告诉她不快点治疗后果会很严重！把她吓蒙了。所以就出现了刚刚那一幕。

　　在临床工作中，"阴道需要冲洗吗？"这个问题出现的频率很高，那下面就这个话题进行阐述。

▶ 阴道分泌物"白带"到底是什么？

　　正常情况下，女性下生殖道分泌物一般是乳白色或无色透明，像蛋清一样，所以叫"白带"，是由阴道黏膜渗出物、宫颈管及子宫内膜腺体分泌液混合而成。白带的形成与雌激素有着密切的关系，故青春期前的女孩一般都是无白带的。到青春期后，卵巢开始发育，并分泌雌激素以促进生殖器官的发育，这时就开始出现白带。在一个月经周期的不同时间里，白带的性状也会发生变化，有些患者经常说"月经刚结束白带不多，等到一周后白带就开始多了"，如果是正常的月经周期，月经过后的一周多正好是排卵期，雌激素的分泌达到高峰，过多的雌激素刺激子宫腺体分泌更多的黏液，所以这时的白带量多、透明，像蛋清样，具有黏性并能拉成丝状，外阴部有湿润感，这是正常表现。

▶ 白带总是发黄，还有异味是怎么回事？

阴道是和外界相通的器官，因此阴道内本身就不是一个无菌的状态，在劳累、免疫力下降，月经前后阴道内环境变化，或者个人清洁没有做好的情况下，白带就会出现异常表现。滴虫性阴道炎可能会出现灰黄色或黄白色泡沫样白带；真菌感染会出现豆渣样白带；细菌感染有可能出现脓性白带，一般颜色黄或者黄绿黏稠；肿瘤还有可能出现血性白带。这些异常的分泌物表现都需要去医院进行检查，明确病因之后针对用药。对于反复治疗失败的白带异常还需要考虑生殖道病原体的感染。

白带的异味也是临床上常见的一个问题，正常的白带是没有味道的，只有在阴道有炎症或者细菌感染才会产生异常的气味。滴虫病或者细菌、真菌感染都有可能使白带产生异味。另外，宫颈癌患者的阴道内也会有非常特殊的腥臭味。所以，如果注意到自己的白带有奇怪的味道，也一定要去医院进行检查，千万不要自己做阴道冲洗，这有可能会加重病情。

▶ 阴道需要冲洗吗？

不需要，不需要，不需要！重要的事情说三遍。

阴道内是一个各种菌群相互依赖相互制约的环境。正常情况下阴道内是一个处于平衡状态的微环境或微生态系统，细菌也不一定都是"坏"的，正常的阴道内有许多非致病菌群，它们的分泌物覆盖在阴道壁上是一道天然的保护膜。阴道正常的pH为3.8～4.5，为弱酸性，乳酸杆菌占优势，可以抑制细菌和其他微生物的生长繁殖。在没有明显的炎症症状的情况下，如果经常冲洗阴道，

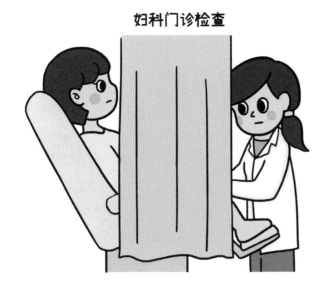

妇科门诊检查

就会破坏阴道内的微生态平衡，阴道内酸碱度失衡，不但会刺激阴道黏膜，引起瘙痒、刺痛，还会破坏天然的保护膜，使细菌乘虚而入，得以繁殖，从而诱发感染，造成阴道炎症，甚至造成宫颈炎、子宫炎、输卵管炎等。因此维持阴道原有的微生态平衡，以乳酸杆菌为主的弱酸性环境，对于减少阴道炎和阴道感染非常重要。

▶ 阴道一定不能冲洗吗？

前一个问题说明，正常情况下的阴道是不需要冲洗的，每天的常规清洁只需要清洗外阴就可以了。但是，如果发现自己白带异常，在进行检查后作为治疗目的辅助阴道内用药的效果，在医生指导下是可以进行适当的阴道内药物冲洗治疗的。

小 贴 士

盲目的"洗洗"不一定健康，在医生指导下才会更健康。

（顾李颖）

痒不欲生！"霉菌性阴道炎" 真的是阴道"发霉"了吗

病　例

小王平时既是风风火火的职场女超人，也是袅袅冰清的气质小仙女，但一年总有一阵子觉得外阴瘙痒，内裤上总会留下豆渣样白带，去药店买点治疗阴道炎症的栓剂用一用症状就会缓解。但这次瘙痒难耐，去医院检查，医生告诉她这是外阴阴道假丝酵母菌病，也就是俗称的"霉菌性阴道炎"，小王吓坏了，难道阴道会发霉？

▶ 什么是霉菌性阴道炎？

霉菌性阴道炎即外阴阴道假丝酵母菌病（VVC），曾称念珠菌阴道炎，是一种常见的外阴阴道炎症。该病由假丝酵母菌引起，以白色稠厚分泌物为主要特征，致病菌主要为白假丝酵母菌，也可以为非白假丝酵母菌。白假丝酵母菌常寄生在健康女性的阴道中，但菌量极少，并不引起症状。当身体免疫力降低时，阴道内菌群失衡，"霉菌"乘虚而入，大量繁殖，从而出现阴道炎症状。

▶ 出现哪些症状时要小心是VVC？

VVC最典型的症状是外阴瘙痒，伴随阴道分泌物增多，且呈白色稠厚凝乳状或豆腐渣样，严重时坐卧不宁，异常痛苦。不少患者还会感觉到外阴和阴道内灼痛、性交痛及尿痛。少数患者还可能产生外阴糜烂或溃疡。当出现以上症状时，需考虑VVC，确诊需要通过阴道分泌物检查，包括阴道分泌物常规检查及阴道分泌物培养。

▶ 什么情况下容易发生 VVC？

　　① 全身及阴道局部免疫力下降时，如妊娠、糖尿病时，身体免疫力下降，有利于真菌生长；又或者是大量使用免疫抑制剂或患艾滋病，身体抵抗力弱。② 长期应用抗生素时，阴道有益菌乳酸杆菌的生长受到抑制，阴道菌群失衡，有利于真菌繁殖。③ 个人不良的生活习惯，如穿紧身化纤内裤、居住环境潮湿、内裤没有及时晒干等，可使会阴局部温度及湿度增加，给真菌提供舒适的生长环境。

▶ VVC 会在性伴侣之间传播吗？没有性经验的女性也会得 VVC 吗？

　　真菌可寄生在人的阴道、口腔和肠道中，这 3 个部位的真菌可互相传染，当肌体免疫力降低等情况出现时，真菌即可大量繁殖引起症状。性生活或接触受感染的衣物也可传播真菌。同理，没有性生活的女性也可能由于不合理使用抗生素、身体抵抗力低下、不注意个人卫生等而发生 VVC，产生不适症状。

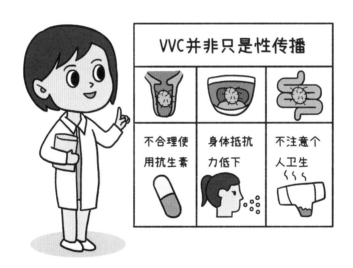

▶ 没有症状但白带检查出了真菌要紧吗？

　　真菌是很多女性阴道内的"常驻民"。若没有瘙痒、疼痛等不适症状，就不必担心被真菌感染，因为它与宿主共存，或许一辈子都不会打扰宿主，无须过度在意它的存在。当出现 VVC 相关的症状时，才需寻求医生的帮助，以清除症状为主要目的，而不是一味追求彻底消灭身体里的真菌。

▶ 该怎么治疗VVC？性伴侣要一起治疗吗?

对于偶尔发作的VVC患者，往往只需要短时间阴道局部用药（如咪康唑、克霉唑及制霉菌素栓剂等）或口服抗真菌药（如氟康唑等）治疗，一般即可快速痊愈。一般患者的性伴侣无须一同治疗，若性伴侣有龟头炎症或包皮过长的情况，则需要相应的检查和治疗。若患者反复发作VVC，则性伴侣应同时检查，必要时接受治疗。

▶ 为什么VVC会反反复复发作?

一年内反复发作VVC 4次或以上的患者即为复杂性VVC。单次、短期用药"治标不治本"，症状仍会"卷土重来"。在药物治疗前，需要积极寻找并去除可能诱发VVC的原因，如糖尿病患者血糖是否控制、个人卫生习惯是否改善，同时需要进行阴道分泌物真菌培养及药物敏感试验，找到"真凶"和它的"天敌"，根据结果选择药物，而且往往需要数月甚至数年的药物巩固治疗。对于长期应用抗真菌药物的患者，因为药物对肝脏、肾脏有负担或损伤，所以需要定期检查肝肾功能，一旦发现不良反应，需立即停药。若患者治疗后症状持续存在，又或者是症状消失后2个月内复发的患者，需复诊。对于长期反复发作的患者，应遵循医嘱，定期随访。

▶ 妊娠期患VVC怎么办?

妊娠期肌体免疫力下降，妊娠状态下的阴道内环境有利于假丝酵母菌的生长，因此妊娠期更易发生VVC，且症状更严重，顺产时易发生新生儿鹅口疮。因此，当怀孕期间有外阴瘙痒、分泌物豆渣样等典型VVC症状时，需及时就医，选择对胎儿无害的阴道局部唑类用药，禁止口服抗真菌药物治疗。

▶ 如何预防VVC?

糖尿病患者应积极进行内分泌治疗，控制血糖；避免不必要的抗生素、雌激素及皮质类固醇激素使用；避免会阴局部闷热潮湿，及时换洗并晒干内裤，少穿紧身不透气的衣物，避免长期使用卫生护垫；避免非医生嘱咐的阴道内冲洗；改善生活习惯，减少熬夜和劳累，适当锻炼身体，提高抵抗力。

小 贴 士

当您因外阴瘙痒坐立难安，甚至影响睡眠，同时出现分泌物增多稠厚如豆渣样、外阴灼痛、尿痛甚至同房疼痛时，应意识到可能是念珠菌性阴道炎在作祟。约75%的女性一生中至少患过一次VVC，因此不必羞于就医，医生的一剂良药便可化解。

（邱丽华　韦莹婷）

细菌性阴道病是阴道炎症吗

················ 病　例 ················

　　小李带着体检报告紧张地来到妇科诊室，医生询问得知小李的体检报告里白带检查提示细菌性阴道病，建议妇科门诊就诊。小李向医生倾诉道："医生，我也没觉得有什么特别不舒服，就偶尔觉得下面白带有点多、异味，又有点痒。您说我平时挺注意卫生的，怎么就有炎症了呢？"

▶ 什么是细菌性阴道病？

　　许多患者会被细菌性阴道病（BV）这个名称误导，认为是外来细菌侵入阴道引起感染导致了炎症，但实际上正常阴道内本就生活着多种微生物，包括细菌、真菌等，与宿主之间维持着动态平衡。其中乳酸杆菌占据阴道微生物中的优势地位，它产生的乳酸将阴道pH维持在4.5以下，这样的酸性环境不利于其他杂菌生长，乳酸杆菌产生的过氧化氢等也能抑制杂菌繁殖。当阴道内菌群失调时，乳酸杆菌数量减少、大量非乳酸杆菌繁殖，其中以厌氧菌居多，这便会导致细菌性阴道病。

▶ BV是炎症吗？

　　并不是所有的BV都会有症状，10%～40%的患者无症状，临床及病理特征无炎症改变，因此与其说BV是阴道炎，不如说它是一种局部菌群紊乱或微生态失衡的统称。当乳酸杆菌数量减少，厌氧菌过度繁殖并产生很多胺类物质时，即可出现BV的典型症状——鱼腥臭味分泌物，可伴有轻度外阴瘙痒，分泌物稀薄、灰白色、质地均匀一致。

▶ 如何诊断BV？

诊断BV通常需要取阴道分泌物进行化验，国内外常用Amsel临床诊断标准，4项中需符合任意3项：① 匀质、稀薄、白色的阴道分泌物；② 阴道pH＞4.5；③ 胺试验阳性；④ 线索细胞阳性。如果只是个别项目异常，则不需要过度担心。BV的白带检验报告单结果应该这样解读：① BV时，阴道内乳酸杆菌含量减少，产生的乳酸就会少，因此pH值升高，超过4.5；② 乳酸杆菌会产生过氧化氢，当乳酸杆菌减少后，过氧化氢减少低于正常浓度，因此报告单上过氧化氢阳性；③ 厌氧菌过度繁殖，则会出现黏附了大量厌氧菌的阴道上皮细胞——线索细胞；④ 厌氧菌产生的唾液酸苷酶也会明显增加。

▶ 白带过氧化氢阳性严重吗？

雌激素水平下降、免疫力低下、阴道灌洗、抗生素使用不当、营养不良等均有可能导致阴道乳酸杆菌数量减少，从而出现过氧化氢阳性。若白带检查发现过氧化氢阳性，不伴有其他指标异常或没有任何症状，不需要紧张，这可能仅意味着阴道菌群失调，但未引起炎症，一般不需要治疗。有条件者，可以适当补充阴道乳酸杆菌，调节阴道菌群。

▶ 什么情况下需要治疗BV？

不同的致病原，引起的阴道感染类型不同，治疗药物也不同，不能在未确诊的情况下擅自使用抗生素，否则不但治疗无效，延误病情，还可能增加抗菌药物耐药风险，因此需要去正规医院检查。若确诊BV，同时有白带增多、异味、外阴瘙痒或其他不适症状，应积极治疗。BV常用药有甲硝唑、克林霉素等，口服或阴道局部用药治疗。无症状者一般不需要治疗，但若患者需要进行妇科手术，则需要治疗。治疗后若症状消失，则无须随访；症状持续存在或反复出现者，需随访，并完善其他妇科检查。

▶ 禁欲能预防BV吗？

BV多发生在性活跃期女性，因此禁欲可能会降低患BV的风险。但对于育龄期女性来说，禁欲宛如因噎废食，是不必要的。性生活时佩戴安全套可以大大降低患BV的风险。阴道分泌物会随月经周期的变化、激素波动而改变性状，如排卵前分泌量会增多、如蛋清样。外阴皮肤黏膜较薄，受到分泌物、排泄物、汗水、衣物摩擦刺激时，也会出现轻微瘙痒、疼痛等短暂不适症状，多数可自行好转。保持外阴的干燥清洁、不穿过于紧身不透气的内裤和裤子、避免会阴局部潮湿闷热、内裤在太阳下晒干、避免阴道冲洗，才是预防BV的关键。

▶ 为了宝宝健康，妊娠期患BV一定不能用药治疗？

妊娠合并BV可能引起流产、早产、胎膜早破、绒毛膜羊膜炎、新生儿感染、产褥感染等不良妊娠结局。目前认为，无须常规对孕妇进行BV筛查，如果孕妇出现相关症状则需要检查，若结果提示BV，则应口服甲硝唑或克林霉素治疗。此类口服用药相对安全，用药后需遵医嘱随访。

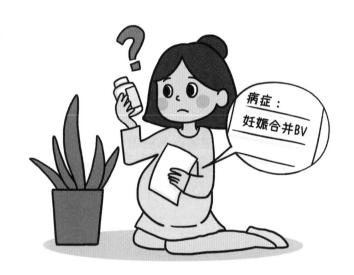

小 贴 士

女性的阴道内环境中存在着各种各样的微生物，相互制约，维持一个动态平衡。每天的阴道分泌物都会发生变化，如果出现轻微的不适感，不必过于担心，注意个人卫生，先清水清洗外阴、保持局部清爽，大多能自行好转。若不适感持续加重，如白带增多、有异味、瘙痒甚至灼痛，则需及时至妇科门诊就诊，寻求医生的帮助。

（邱丽华　韦莹婷）

小女孩也会得阴道炎吗

· · · · · · · · · · · · · · · · · 病　　例 · · · · · · · · · · · · · · ·

　　小源今年5岁，平时是个顽皮、可爱的小女孩。这几天她突然变得容易哭闹、发脾气，烦躁不安，还总是用手抓外阴。晚上妈妈给她洗澡时发现她外阴红肿，还有黄绿色的分泌物，不禁慌了，这是怎么回事呢？第二天妈妈急忙带她去看医生。经过耐心的检查、化验后，医生告诉妈妈，困扰小源的元凶是"婴幼儿阴道炎"。

▶ 什么是婴幼儿阴道炎？

　　婴幼儿阴道炎是婴幼儿因外阴皮肤黏膜薄、雌激素水平低、pH升高及阴道内异物等所致的继发感染。临床表现主要是阴道脓性分泌物及外阴瘙痒，严重者可发生小阴唇粘连。

▶ 小女孩没有性生活，也会得阴道炎？

　　性生活后，阴道内环境改变，pH升高，易于有害菌生长。小女孩虽然没有性生活，但因为体内雌激素水平低，阴道上皮细胞内糖原减少，阴道的pH也会升高。在肌体抵抗力下降、外部病菌侵入的情况下，也会发生阴道病菌感染。

▶ 婴幼儿的肌体抵抗力和外界病菌孰弱孰强？

　　婴幼儿在外界病菌前绝对是弱势群体。首先，婴幼儿外阴尚未完全发育好，不能遮盖尿道口及阴道前庭，缺少外阴屏障作用，外界细菌容易侵入。其次，婴幼儿阴道环境与成人不同，新生儿出生后2～3周内，从母体带来的雌激素逐渐下降，新生儿自身卵巢还未发育完善，分泌的雌激素水平很低。在低雌激素水平作用下的阴道上皮菲薄，阴道pH可升至6.0～8.0，易受其他细菌感染。再次，婴幼儿还没有良好的卫生意识，未养成良好的卫生习惯，想坐哪儿就坐哪儿，便便嘘嘘后也没有好好清洁，外阴相对暴露，抓伤外阴损伤概率大，这些都容易引起炎症。另外，有些小朋友感染了蛲虫，夜间虫虫从屁屁爬出，爬进阴道，也会把身上的细菌带到阴道内。最后，有些小朋友极致发挥好奇天性，向"洞洞"内放橡皮、回形针或其他一切可以放进去的东西，也会把细菌带入，造成继发阴道感染。所以，到处都是"坑"，小朋友得阴道炎真不奇怪。

▶ 是什么病菌引起的婴幼儿阴道炎？

婴幼儿阴道炎常见的病原体有大肠埃希菌和葡萄球菌、链球菌，这些通常在屁屁上的灰土和嘘嘘便便中存在。另外，淋病奈瑟菌、阴道毛滴虫、白假丝酵母菌也是常见的病原体，这些通常会由看护者或同居成人患病间接传播引起。患病的成人在照顾婴幼儿和日常生活时，被淋病奈瑟菌、阴道毛滴虫、白假丝酵母菌污染的手、衣物、毛巾、浴盆等，均可以感染婴幼儿，造成婴幼儿感染阴道炎症。所以，若要保持婴幼儿健康，小朋友和大人都要注意卫生。

▶ 婴幼儿阴道炎有什么样的表现？

婴幼儿阴道炎多由监护人发现婴幼儿内裤上有脓性分泌物。分泌物刺激引起患儿外阴痒痛、哭闹、烦躁不安或用手搔抓外阴。部分患儿伴有尿频、尿急、尿痛等尿路感染症状。患儿外阴充血、水肿，有时可见抓痕，脓性分泌物自阴道口流出。严重时，外阴会发生溃疡，小阴唇互相发生粘连。粘连的小阴唇有时遮盖部分

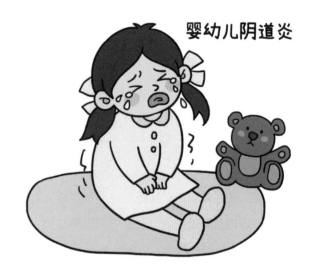

婴幼儿阴道炎

阴道口及尿道口，尿液自粘连上下方的裂隙排出。

▶ 怎么诊断婴幼儿阴道炎？

婴幼儿语言表达能力差，常需监护人叙述病史。结合外阴红肿、脓性白带等症状和体征，通常可做出初步诊断。用细棉拭子或吸管取阴道分泌物做病原学检查，也可以明确病原体。必要时还可以做细菌和真菌培养。

有些婴幼儿生殖道肿瘤坏死时阴道会排出脓性分泌物，要加以鉴别。另外，阴道异物造成感染也会排出脓性分泌物。所以，有时需做肛诊排除阴道异物及肿瘤。对于有小阴唇粘连者，要注意与外生殖器畸形进行鉴别。必要时需做妇科B超检查排除内生殖器病变及畸形。

▶ 不能阴道用药，要怎么治疗婴幼儿阴道炎呢？

不能阴道用药不要紧。首先，需保持婴幼儿外阴清洁、干燥，穿柔软内衣，减少外阴摩擦损伤。其次，是针对病原体选择相应抗生素，口服药物或阴道内滴管滴入抗生素溶液。最后，对症治疗。对患有蛲虫病的患儿给予驱虫治疗。阴道内有异物者，可尝试用小手指自肛门协助取出。对于小阴唇粘连的宝宝，应在外阴清洁消毒后轻柔分离粘连，并在创面涂以抗生素软膏防止创面再次粘连和感染。婴幼儿阴道炎不是不治之症，宝宝可以在家长、看护人和医生细心温柔的照顾下恢复健康。

小 贴 士

婴幼儿阴道炎是因婴幼儿外阴皮肤黏膜薄、雌激素水平低、pH升高或阴道内异物等所致的继发感染。诊断时应与外生殖器畸形、阴道异物及肿瘤进行鉴别。保持外阴清洁、针对病原体选择抗生素、对症治疗为主要治疗措施。

（金 丹）

绝经了怎么还会有炎症？

▶ 什么是萎缩性阴道炎？

萎缩性阴道炎是雌激素水平降低、局部抵抗力下降引起的阴道炎症。主要表现是外阴瘙痒，分泌物增多，分泌物多为稀薄黄色水样。

▶ 什么情况下容易得萎缩性阴道炎？

萎缩性阴道炎，顾名思义就是发生于外阴阴道出现萎缩时，通常在自然绝经后发生，因此临床也常称之为老年性阴道炎。此外，在人工绝经比如手术切除卵巢后、产后闭经（如哺乳期）、接受药物假绝经治疗（如子宫内膜异位症假绝经疗法）时，也会发生萎缩性阴道炎。

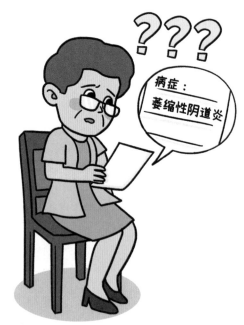

病症：
萎缩性阴道炎

▶ 为什么会得萎缩性阴道炎？

自然绝经或手术切除卵巢、产后闭经及接受药物假绝经疗法时，卵巢功能永久或暂时性下降，雌激素水平降低，造成阴道萎缩、黏膜变薄。这时阴道上皮细胞内储备的糖原变少，糖酵解作用减弱，阴道pH升高呈碱性，多达到5.0～7.0。那些嗜酸的有益的乳酸杆菌不再是优势菌，其阴道保护屏障作用减弱，以需氧菌为主的其他致病菌过度繁殖，从而引起炎症。

▶ 阴道炎是年轻人、性生活多时的多发病。年纪大了、同房少了怎么还会有阴道炎？

虽然性生活有时会因为改变阴道内环境和pH引起阴道菌群紊乱，继而发生阴道炎症，但是绝经后还是会由于雌激素下降、阴道上皮糖原储备减少、局部pH上升引起的菌群紊乱，产生萎缩性阴道炎，与性生活无关。

▶ 萎缩性阴道炎有什么表现？

萎缩性阴道炎的主要症状是外阴瘙痒、灼热，阴道分泌物稀薄、淡黄、增多。严重的还会有脓血性白带，有时同房有性交痛。患者阴道呈老年性改变，上皮萎缩、变薄，皱襞消失，上皮变光滑，阴道黏膜充血，有小出血点或出血斑，有时还有表浅溃疡，甚至粘连。严重时会造成阴道狭窄、闭锁，炎症分泌物引流不畅形成阴道积脓或宫腔积脓。

▶ 萎缩性阴道炎和其他阴道炎有什么不同？

因为受雌激素水平低落影响，萎缩性阴道炎患者的阴道上皮薄，所以白带常规里上皮脱落细胞少，并且见到的上皮也多为底层的基底层细胞。阴道分泌物镜检可以看到大量白细胞，但没有滴虫、假丝酵母菌等致病菌。

▶ 怎样诊断萎缩性阴道炎？

根据患者绝经、卵巢手术史、产后闭经史或盆腔放射治疗史，和萎缩性阴道炎外阴瘙痒、灼热，阴道分泌物稀薄、淡黄、增多的临床表现，以及阴道分泌物镜检结果，一般诊断不难，但需要在排除其他疾病后才能诊断。

▶ 萎缩性阴道炎需要与哪些疾病进行鉴别？

萎缩性阴道炎需通过分泌物镜检与滴虫性阴道炎、念珠菌性阴道炎鉴别。对于有血性白带的患者，要警惕生殖系统的良恶性肿瘤。与子宫颈的恶性肿瘤鉴别，需做宫颈细胞学检查。为排除子宫内膜病变，需行宫腔镜或分段诊刮术。阴道壁有肉芽和溃疡的要与阴道癌鉴别，需行局部活组织病理检查。

▶ 同房出血，不会是癌吧？

同房出血，有一部分是因为阴道、宫颈的恶性肿瘤，比如子宫颈癌、阴道癌，也有一部分是阴道、宫颈的良性肿瘤，比如息肉。诊断需通过活组织病理检查。此外，严重的阴道炎、宫颈炎也会引起同房出血。同房时造成的黏膜擦伤，也会有少量血迹。

▶ 怎么治疗萎缩性阴道炎？

治疗萎缩性阴道炎主要是补充雌激素，增加阴道抵抗力，同时使用抗生素抑制细菌生长。补充雌激素可以局部给药，如局部涂抹雌三醇软膏，也可以全身给药如口服替勃龙，还可根据情况选用其他雌孕激素制剂连续联合用药，务必在专业医生指导下规范使用。抑制细菌生长，主要是阴道局部应用抗生素制剂，如诺氟沙星制剂。对阴道局部干涩明显者，还可应用润滑剂。

▶ 补充雌激素，不会对身体有伤害吗？

萎缩性阴道炎患者补充雌激素，大多数情况下能增强肌体的抵抗力，对身体是有益的。但有些恶性肿瘤，如乳腺癌或子宫内膜癌这类雌激素相关肿瘤的患者是禁用雌激素制剂的。还有些免疫系统疾病如系统性红斑狼疮（SLE）活动期，患者应用雌孕激素会加重病情，也要请医生权衡利弊以后再用药。

► 萎缩性阴道炎是雌激素下降引起的，不会一直治不好吧？

尽管自身的雌激素在逐渐下降，但通过外周或全身补充雌激素，也可以提高局部雌激素水平，增强肌体抵抗力。均衡营养，注意锻炼，劳逸结合，同时注意局部卫生，避免细菌感染，萎缩性阴道炎不是治不好的疾病。

小 贴 士

绝经、卵巢手术史、产后闭经、盆腔放射治疗后的阴道分泌物多及外阴瘙痒、灼热感，根据阴道分泌物检查结果，在排除其他疾病后可诊断为萎缩性阴道炎。治疗主要为补充雌激素，增加阴道抵抗力，使用抗生素抑制细菌生长。

（金　丹）

宫颈炎到底需不需要治疗？

病　例

小陈，30岁，已婚，育有一娃，最近几个月发现自己阴道分泌物明显增多，还带有腥臭味，跟老公"在一起"之后，阴道还会有少量出血，甚至小便时会有灼痛感，肚子也有坠胀感，这让她很困扰，于是来医院求助医生。经过检查，发现宫颈充血明显，碰一下就会出血，小陈痛得直冒冷汗，医生告诉她是急性宫颈炎，需要马上治疗，小陈吓出了一身冷汗。

▶ 什么是宫颈炎呢？

宫颈炎是妇科常见疾病之一，包括子宫颈阴道部炎和子宫颈管黏膜炎。引起疼痛、出血等急性症状的多为急性子宫颈管黏膜炎，若急性子宫颈炎未经及时诊治或病原体持续存在，可导致慢性子宫颈炎。

急性子宫颈炎可由多种病原体引起，也可由物理因素、化学因素刺激或机械性子宫颈损伤、子宫颈异物伴发感染急性发作所致。主要表现为阴道分泌物增多且为脓性，伴异味，阴道分泌物刺激还可引起外阴瘙痒及灼热感。此外，可出现月经间期出血、性生活后阴道出血等。若合并尿路感染，可出现尿急、尿频及尿痛等不适，若炎症进一步加重可导致上行感染引起盆腔炎。

▶ 宫颈炎有哪些诱因？

① 性传播疾病病原体：可能接触了不洁物品导致性生活后的感染，主要是淋病奈瑟菌及沙眼衣原体；② 内源性病原体：自身合并有细菌性阴道病病原体、生殖支原体等。

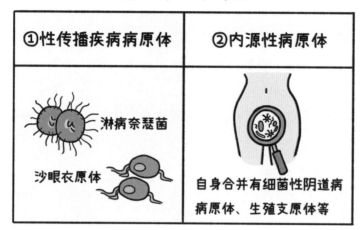

宫颈炎的诱因

①性传播疾病病原体	②内源性病原体
淋病奈瑟菌 沙眼衣原体	自身合并有细菌性阴道病 病原体、生殖支原体等

▶ 该怎么治疗急性宫颈炎?

急性宫颈炎及早治疗是可以治愈的。以抗生素治疗为主，可根据不同情况采用经验性抗生素及针对病原体的抗生素治疗。

（1）经验性抗生素治疗。对于有性传播疾病高危因素的患者（年龄小于25岁，多个性伴侣或新性伴侣，并且有无保护性行为或性伴侣患有性传播疾病），在没有进行病原体检测前，可采用经验性抗生素治疗，用药主要有阿奇霉素、多西环素等。

（2）针对病原体的抗生素治疗。① 单纯急性淋病奈瑟菌性子宫颈炎：应用大剂量、单次给药，常用药物有头孢菌素类药物。② 沙眼衣原体感染所致子宫颈炎：治疗药物主要为多西环素、米诺环素、阿奇霉素、克拉霉素以及左氧氟沙星。③ 合并细菌性阴道病：需要同时治疗细菌性阴道病，否则子宫颈炎会持续存在。

（3）性伴侣的处理：若宫颈炎患者的病原体为淋病奈瑟菌或沙眼衣原体，应对其性伴侣进行相应的检测及治疗，同诊同治，治疗期间禁止性生活。

▶ 治疗急性宫颈炎后会不会留下病根啊?

急性宫颈炎治疗不彻底会变成慢性宫颈炎，那什么又是慢性宫颈炎呢?

慢性宫颈炎可由急性宫颈炎迁延而来，也可为病原体持续感染所致，病原体与急性宫颈炎相似。慢性宫颈炎多无症状，少数患者可有持续或反复发作的阴道分泌物增多，淡黄色或脓性，性生活后出血，月经间期出血，甚至偶有分泌物刺激引起的外阴瘙痒或不适。慢性宫颈炎还可由非感染因素引起，如安全套过敏，长期使用宫颈托或滥用各种阴道药物，冲洗液引起的化学刺激，这时解除病因是关键，通常不需要特别使用抗生素。

通常所说的宫颈纳氏囊肿、宫颈息肉、宫颈肥大都可以是慢性宫颈炎的表现。

▶ 慢性宫颈炎需要治疗吗?

（1）对于持续性的慢性宫颈炎，需了解有无沙眼衣原体及淋病耐瑟菌的再次感染、性伴侣是否已进行治疗、阴道微生物群失调是否持续存在，针对病因予以治疗。对于子宫颈成糜烂样改变、有接触性出血且反复药物治疗无效者，可试用物理治疗。

（2）发现宫颈息肉需行息肉摘除术，术后将切除的息肉送组织学检查，排除病变可能。

（3）宫颈肥大也可能是慢性宫颈炎导致纳氏囊液潴留所造成，一般无须治疗，并不会造成功能障碍或有严重危害。

▶ 物理治疗宫颈炎有哪些注意事项?

（1）治疗前，应常规行宫颈癌筛查，TCT和HPV检查是宫颈筛查的关键指标，排除异常后方可予以物理治疗。

（2）有急性生殖道炎症列为禁忌。

（3）治疗时间应选在月经干净后3～7天内。

（4）物理治疗后有阴道分泌物增多，甚至有大量水样排液，这些都是术后的正常表现，术后1～2周脱痂时可有少许出血。

（5）在创面尚未愈合期间（4～8周）禁止盆浴、性生活和阴道冲洗。

（6）物理治疗常用的有CO_2激光、冷冻、微波等，一般不良反应很小，效果明显，只需1～2次，术后出血少，恢复也很快，术后1个月创面可愈合。

小 贴 士

得了急性宫颈炎需要及时治疗，避免迁延成慢性宫颈炎。注意避免无保护性行为，若性伴侣有性传播疾病亦要及时就诊及治疗。慢性宫颈炎出现月经间期出血时要及时就诊，并常规行宫颈癌筛查，必要时行宫颈活检以排除宫颈病变。单纯的"宫颈糜烂"（宫颈柱状上皮异位，详见篇八）无须治疗，宫颈纳氏囊肿及宫颈肥大一般也无须特殊处理。

（董　倩）

不能忽视的女性健康"刺客"
——盆腔炎

> ········· 病 例 ·········
>
> 小李，24岁，刚参加工作没多久，为争取早日转正，她经常熬夜加班。最近跟男朋友同房后发现自己内裤上出现黄绿色的分泌物，甚至带有腥臭味，以为只是普通的阴道炎，随意去药店买洗液回家冲洗阴道。用了几天后，不仅没有好转，分泌物反而更多了；同时小肚子开始痛，痛到不能伸直腰背，甚至还出现发热、呕吐、食欲不振等不适。她到医院妇科急诊就诊，经过检查，医生判断小李得了急性盆腔炎。

▶ **年纪轻轻怎么就得盆腔炎了呢？会不会影响生育？**

盆腔炎性疾病作为常见妇科疾病之一，多发于性活跃的生育期女性，若未得到及时正确的诊断或治疗，可导致不孕、异位妊娠、慢性盆腔痛甚至炎症反复发作。

正常女性生殖道都有自然防御功能，两侧大阴唇自然合拢，遮掩阴道口、尿道口。通常阴道口是闭合的，阴道前后壁平时也是紧贴的，可防止外界污染。阴道正常微生物群尤其是乳酸杆菌可抑制其他细菌生长；子宫颈管分泌大量黏液形成胶冻状黏液栓，成为天然屏障；生育期女性子宫内膜周期性剥脱，也是消除宫腔感染的有利条件；输卵管黏膜上皮细胞的纤毛向宫腔方向摆动以及输卵管的蠕动，均有利于阻止病原体侵入。当身体疲劳时，这些自然防御屏障遭到破坏，或肌体免疫功能降低、内分泌发生变化，或外源性病原体进入，均可导致炎症的发生。

准确地说，盆腔炎性疾病就是女性上生殖道的一组感染性疾病，可以是子宫内膜炎、输卵管炎、输卵管卵巢脓肿、盆腔腹膜炎。炎症可局限于一个部位，也可同时累及多个部位，以输卵管炎、输卵管卵巢炎最常见。

盆腔炎性疾病的影响

| 不孕 | 异位妊娠 | 慢性盆腔痛炎症反复发作 |

▶ 引起盆腔炎的病原体有哪些？

盆腔炎性疾病的病原体有外源性和内源性两个来源。外源性病原体主要为性传播疾病的病原体，如沙眼衣原体、淋病奈瑟菌，以及支原体，包括人型支原体、生殖支原体及解脲支原体等；内源性病原体通常指阴道内的微生物群，包括金黄色葡萄球菌、溶血性链球菌、大肠埃希菌、消化球菌及消化链球菌等。

▶ 盆腔炎的感染途径有哪些？

阴道炎症一旦加重，自身免疫平衡就会被破坏。疲劳会引起全身抵抗力下降，从而诱发下生殖道的感染蔓延，就可能导致盆腔炎的发生。盆腔炎的感染途径如下：① 沿阴道黏膜上行蔓延；② 通过淋巴及血液循环传播；③ 相邻组织和器官直接蔓延。

▶ 哪些人容易得盆腔炎呢？

盆腔炎的风险贯穿女性的一生，任何年龄均有可能得盆腔炎，但还是可以有效预防的，让我们来看看哪些情况最容易发生盆腔炎。

（1）年龄：据国外资料显示，盆腔炎的高发年龄为15～25岁。年轻女性更容易发生盆腔炎性疾病，与频繁性活动、宫颈炎症及阴道内自身防御功能下降有关。

（2）性生活：过早性生活、多个性伴侣、性生活过频及性伴侣有性传播疾病。

（3）下生殖道感染：如淋病奈瑟菌性宫颈炎、沙眼衣原体宫颈炎及细菌性阴道病等。

（4）子宫腔内操作后导致的感染：如刮宫术、输卵管通液术、子宫输卵管造影术、宫腔检查等，手术所致的生殖道黏膜损伤、出血、坏死，导致下生殖道病原体上行感染。

（5）性卫生不良：经期性交、使用不洁卫生巾、阴道冲洗等。

（6）腹腔邻近器官炎症的直接蔓延：如阑尾炎、腹膜炎等蔓延至盆腔，病原体以大肠埃希菌为主。

（7）盆腔炎再次急性发作。

▶ 盆腔炎是不是必须要吊水（输液）才能治好啊？

抗炎治疗是盆腔炎最主要的治疗手段，通过正确、规范地使用抗菌药物，有效清除致病菌，可使90％以上的盆腔炎患者得到治愈，一般可根据病情的严重程度酌情选择静脉或口服抗菌药物。

首先，一旦诊断盆腔炎，应该立即开始抗菌治疗。其次，应当经验性应用广谱抗菌药物，尽可能覆盖相关病原体，包括淋病奈瑟菌等需氧菌、衣原体、支原体及厌氧菌等，或者根据药敏试验来选择相应的抗菌药物。最后，盆腔炎的抗菌治疗应当持续14天，确保治疗成功率，降低复发风险。具体的用药方案可以选择莫西沙星、多西环素、米诺环素以及吗啉硝唑等。

如若抗生素控制不满意，甚至发生腹腔内的脓肿，则需要手术治疗，手术可根据情况选择经腹手术或腹腔镜手术，也可行超声或CT引导下穿刺引流。

在抗炎治疗的同时，还可以用中药予以辅助治疗，主要为活血化瘀、清热解毒类药物，如安宫牛黄丸、银翘解毒汤或紫血丹等。

盆腔炎患者出现症状前60天内接触过的性伴侣需要进行检查，有症状也需要同时治疗。同时在盆腔炎治疗期间应该避免性行为。

后续随访：抗生素治疗后应在72小时内随诊，明确症状有无改善；无论性伴侣是否接受治疗，建议沙眼衣原体和淋病奈瑟菌感染者在治疗后3个月内复查上述病原体；若3个月未及时复查，应于治疗后1年内任意一次就诊时复查。

小 贴 士

平时注意个人卫生，勤清洗外阴，更换短裤，不穿过紧的裤子，同时注意性生活卫生，减少性传播疾病。发现有阴道炎，应及时在医生指导下用药。急性盆腔炎一定要及时治疗、彻底治疗，切莫大意，防止发生后遗症。关注女性健康，从小事做起，重视预防盆腔炎。

（董　倩）

感染 HPV 一定会得宫颈癌吗？

············· 病　　例 ·············

　　小张，30岁，在近期的体检中发现HPV高危型感染，她非常担心，唯恐自己得了宫颈癌，见到医生就问："医生，这个HPV是怎么来的？我是不是得癌了？怎么办？我还有救吗？"医生安抚了一下她的情绪，并且明确告诉她，感染HPV不一定会得子宫颈癌！80％的女性一生中可能都感染过HPV，有些可能还没被发现就已经被身体的免疫系统清除了。

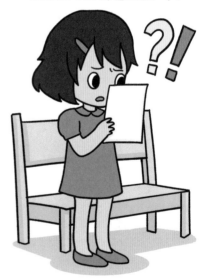

感染HPV会得宫颈癌吗？

　　宫颈癌是目前医学界唯一病因明确的癌症，主要原因是HPV感染。HPV疫苗已经在国内推广了很多年，目前我国9～26岁女性是HPV疫苗接种的重点人群，27～45岁成年女性接种HPV疫苗也可从中获益。目前的HPV疫苗都是预防性疫苗，无法治疗已发生的感染和病变，因此接种疫苗并不是上了保险，后续还是需要定期进行宫颈癌筛查。通过疫苗以及筛查，大部分宫颈癌能被扼杀在摇篮中，通过筛查早期发现的宫颈癌，90％以上也是可治愈的。

▶ 感染HPV到底多久能清除？

　　大多数HPV感染都是一过性的，无论是高危型还是低危型HPV感染，都可以在一段时间内被人体的免疫系统清除。清除时间平均需要9个月，90％以上患者2年内可将HPV清除干净，如果能够及时清除病毒，就几乎不存在恶变风险。有充分的流行病学证据确定，HPV16和HPV18有很强致癌性，要是发现这两个型别的HPV一直清除不了，那一定要引起警惕。

▶ 哪种HPV型别感染最易引起宫颈癌？

目前发现有100多个HPV型别，其中与女性生殖道感染相关的有50多种，分为低危型和高危型。低危型HPV是不容易引发宫颈癌的型别，而高危型HPV容易引起宫颈癌。常见的高危型包括HPV16、18、31、33、35、39、45、51、52、56、58。在90%以上的宫颈癌标本中都可以检测到高危型HPV。

HPV16是引起宫颈癌最常见的高危型别，一半以上的宫颈鳞状细胞癌的发生都与其有关。女性一旦感染HPV16，其患宫颈癌的风险明显增加，通常感染HPV后没有临床症状，只有通过筛查才能发现。

▶ 发现感染HPV，过多久才会进展为宫颈癌？

从HPV感染到进展为癌症需要经过感染—鳞状上皮内瘤变—癌的相对缓慢过程，由感染转变为肿瘤需要5～10年甚至15年，在这漫长的时间里，任何一个时间点的一次高质量的宫颈筛查都可以发现问题并将宫颈癌扼杀在摇篮里。一般我们可以通过宫颈脱落细胞学及HPV检测的方法对宫颈病变进行筛查，所以强调女性应自觉定期接受宫颈癌筛查，通过筛查阻断宫颈病变到宫颈癌的进展，从而达到预防宫颈癌发生的目的。即使HPV病毒没有被清除，定期体检也可以帮助及时发现宫颈癌前病变，将癌症杀死在"襁褓"中。单纯HPV感染不用过分担忧，无症状者一般无须用药，定期复查即可。

▶ 怎么预防HPV感染和宫颈癌？

预防宫颈癌，主要有三道防线，即接种疫苗、定期体检、癌前病变治疗。

（1）一级预防：接种HPV疫苗是有效的预防措施，HPV疫苗是全球首个把癌症作为适应证列入说明书的疫苗。接种HPV疫苗是在疾病尚未发生时针对病因所采取的措施，也是预防、控制和消灭疾病的根本措施。此外，宫颈癌的发生发展是一个多因素、复杂渐进的过程。除高危型HPV感染这一主因素外，还存在行为、社会、遗传等各种危险因素，所以接种HPV疫苗并不代表就一定不会患上宫颈癌。即使接种了HPV疫苗，也不能完全忽视宫颈癌筛查。

（2）二级预防：定期宫颈癌筛查，凡是有性生活史3年及以上的女性，不论现在有没有性生活，都应该到正规医院做宫颈癌筛查。我国政府早已对宫颈癌的预防和治疗给予特别关注，2009年启动的"两癌筛查"项目就是国家为广大女性做的一件实事。2023年国家卫健委最新数据显示，我国宫颈癌免费检查近1.8亿人次，覆盖了2 600多个县（市、区）。

（3）三级预防：宫颈癌前病变及宫颈癌确诊后采取积极、有效的治疗措施，定期复查，防止病情恶化和复发。

希望大家都能完成一级预防，做好二级预防。现在宫颈九价疫苗已经开放年龄到45岁了，希望符合年龄条件的女性朋友都能去接种，每年做好筛查，让自己远离宫颈癌。

小 贴 士

感染HPV并不代表就得了宫颈癌，发现病毒感染要定期检查才能把宫颈癌扼杀在摇篮里。

（顾李颖）

感染 HPV 能怀孕吗？

········ **病 例** ········

　　小王，28岁，今年刚结婚，正在备孕，孕前检查发现宫颈HPV高危病毒
阳性，担心HPV对备孕会有影响，就到门诊咨询："医生，我感染了HPV能怀
孕吗？是不是一定要转阴性了才能备孕？要是一直阳性以后会不会对宝宝有影
响？会传给宝宝吗？我能不能打HPV疫苗？要是打了疫苗发现怀孕了要紧吗？"

接下来我们就一一解答这些疑惑。

▶ 什么是HPV？

　　HPV是人乳头瘤病毒的英文缩写，很多患者听到这个名字都会觉得"人乳头瘤
是不是和乳房有什么关系"，当然不是！人乳头瘤病毒是指这一类病毒家族成员引起
的病变形态是呈乳头状增生的，所以才有了这样的名字，和乳房没有关系。并且这个
病毒只喜欢感染人类，不会感染其他动物。

　　HPV是个大家族，目前发现有100多个型别，其中与女性生殖道感染相关的有50
多种，可分为低危型和高危型。低危型主要导致皮肤黏膜的湿疣，而高危型则会导致
宫颈、外阴、阴道处癌前病变和癌的发生，因此高危型病毒感染是我们主要关注的问
题。HPV的传播途径主要是性传播、小概率的皮肤间接传播以及母婴传播，存在许多
无症状感染者。大部分的HPV感染会因自身的免疫系统作用而自行消退，部分低危型
会引起皮肤湿疣，例如HPV6、11。还有一小部分高危型HPV感染会发展成癌症，例
如HPV16、18、33、58等。宫颈癌是唯一一个病因明确的妇科恶性肿瘤。女性一生中
感染HPV的概率高达85%～90%。即便感染了HPV也不要怕，大部分情况下在2年内

身体的免疫系统能够把病毒清除掉，但是有一小部分人没办法清除病毒，就会表现为HPV的持续感染，宫颈病变的风险也会随之增加。HPV感染大都没有症状，因此在开始有第一次性生活后就需要定期进行宫颈筛查。HPV疫苗能够预防宫颈癌的发生，但是疫苗对于已经发生的感染及病变是没有治疗作用的，因此打了疫苗也应该定期检查。

▶ 感染了HPV能怀孕吗？是不是一定需要转阴了才能备孕？

HPV持续感染会增加宫颈病变风险，但也是要经历一个相当缓慢的过程才会从正常宫颈发展为癌前病变直至宫颈癌。因此，发现了宫颈HPV感染，又有备孕打算的话，建议先完善宫颈细胞学检查及阴道镜检查，评估后只要宫颈没有病变，即使HPV阳性也是完全可以备孕的，不会对怀孕有任何影响。需要说明的是，很多感染HPV的患者可能合并有其他生殖道病原体感染，这些感染会对怀孕产生一定影响，因此在孕前还是需要规范检查，有问题及时治疗。如果顺利完成妊娠和分娩，在产后42天也应跟踪随访宫颈情况。

▶ 怀孕后HPV还是阳性会影响宝宝吗？

感染后HPV并不会进入人体的血液循环，孕期也不会影响胎儿发育，没有致畸性，所以不用担心HPV阳性会影响肚子里的宝宝。在生产的时候通过阴道分娩的宝宝的确有可能因接触羊水而感染HPV，但是绝大多数的宝宝能够在2年内自行清除HPV感染，因此并不用担心这个问题。感染HPV也不是剖宫产的指征。

▶ 如果在怀孕前接种HPV疫苗，之后多久才能备孕？

一般建议在完成HPV疫苗接种后是可以随时怀孕的，而完成疫苗的三针注射一般需要半年时间。虽然目前没有报道显示HPV疫苗对怀孕有影响，但为了最大限度地避免疫苗可能给受精卵带来的影响，建议疫苗完成1个月以上再考虑怀孕。

▶ 如果HPV疫苗接种期间怀孕了怎么办？

HPV疫苗是预防性疫苗，它是利用病毒上的一种特别的蛋白质外壳来引发免疫力。HPV疫苗本身不是病毒，而是蛋白质，不会造成病毒感染。

　　从HPV疫苗的产品说明说来看，不建议孕妇以及哺乳期的人群接种。但这并不代表HPV疫苗对人体或胎儿会造成严重的伤害。不管是打完HPV疫苗后还是打HPV疫苗期间，突然怀孕都是可以继续妊娠的。在HPV疫苗说明书中有提及接种HPV疫苗期间突然怀孕，建议中途先停止接种，等生完宝宝并且哺乳期过后再接种剩余针剂即可。

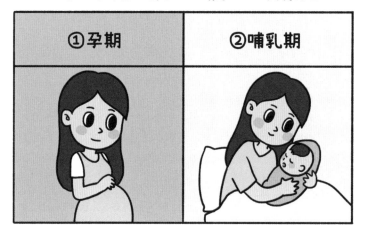

不建议注射HPV疫苗的情况

①孕期	②哺乳期

小贴士

　　尽量避免感染HPV，避免使用不洁的澡堂、泳池、浴缸等，在卫生条件一般的公共厕所尽量选蹲厕不用坐厕。另外，平时出入公共场所接触扶梯、门柄、按钮后应勤洗手。避免高危性行为，一旦发现异常随时就诊。科学看待HPV感染，将"HPV是性病，也是癌症"的思想转变为"是宫颈免疫低下的一种提示"，保持好的身体状态，及早将HPV病毒清除。感染HPV不可怕，也不会对宝宝的发育产生影响，只要没有病变，完全可以同时备孕。

（顾李颖）

癌症"预防针",不想了解一下吗?

······ **病　例** ······

　　张小姐,25岁,已婚,前两天刚拿到体检报告去找医生解读。妇科医生问张小姐有没有接种过HPV疫苗,并建议她可以去接种一下,说是可以预防宫颈癌。张小姐去社区医院看了,发现HPV疫苗有二价、四价、九价的,"最好的"九价疫苗预约的人非常多,工作人员也不知道啥时候能接种上。张小姐寻思,HPV疫苗并不在国家免疫规划之内,自己也没有HPV感染,网上还有说接种HPV疫苗是交智商税的,甚至有人说接种完HPV疫苗不能生育。这疫苗真的有必要接种吗?

▶ 为什么要接种HPV疫苗?

　　宫颈癌是世界上女性最常见的妇科恶性肿瘤之一,2020年中国大约有11万人新患上宫颈癌,有近6万人因宫颈癌而死亡。与其他恶性肿瘤相比,宫颈癌的病因相对明确,超过90%的宫颈癌是HPV感染,尤其是高危型HPV感染导致的。因此,接种HPV疫苗的确可以预防宫颈癌,宫颈癌有望成为第一个被人类消灭的恶性肿瘤。2020年,世界卫生组织也发布了《加速消除宫颈癌全球战略》报告,将接种HPV疫苗作为消除宫颈癌的一个关键措施,给予了接种HPV疫苗充分的肯定。

▶ 怎么选择HPV疫苗?

　　目前国内有三类5种HPV疫苗——进口九价疫苗、进口四价疫苗、进口二价疫苗和两种国产二价疫苗。二价HPV疫苗可预防约70%的宫颈癌；四价HPV疫苗可预防约70%的宫颈癌，以及HPV6、11引起的尖锐湿疣；九价疫苗可预防92%的宫颈癌，还可降低HPV相关的肛门癌、阴道癌、外阴癌等的发生率，预防90%的尖锐湿疣。

既然如此，还有什么选择的必要呢？这是因为我国尚未将HPV疫苗纳入国家免疫规划，疫苗主要依赖进口，九价疫苗预约周期长；3种疫苗价格也有较大差别，如3针国产二价疫苗价格在1 000元左右，3针进口二价疫苗价格在1 800元左右，3针进口四价疫苗价格在2 500元左右，3针进口九价疫苗价格在4 000元左右。适龄范围内，年轻者的疫苗接种效果是比年长者好的，初次性生活前接种疫苗的效果最好，二价和四价疫苗对其他HPV也具有一定预防作用，因此完全没有必要为了苦等九价疫苗而白白耽误时间，学会取舍才会有最大的获益。

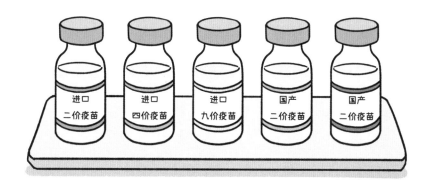

▶ 什么时候去接种HPV疫苗最好？

世界卫生组织推荐9～14岁未发生性行为的女孩为HPV疫苗接种的首要对象。我国境内9～45岁女性可接种二价和四价疫苗，2018年HPV疫苗在我国上市后只有16～26岁的女性可以接种，但2022年8月九价疫苗获批用于9～45岁女性接种。也就是说，在我国境内9～45岁的女性均可在三类疫苗中进行选择接种，年纪越小接种后的预防效果越好。

▶ 接种过二价或四价HPV疫苗，还能再接种九价疫苗吗？

如果之前已经接种过1/2剂二价或四价疫苗，后续的第2/3剂是不推荐改为九价疫苗的，但是接种完3针二价或四价疫苗后，间隔至少12个月后可以接种九价疫苗，且应接种完3针九价疫苗。

▶ 已经感染HPV了，还有接种疫苗的机会吗?

有，当然有。接种疫苗之前其实是不需要刻意进行HPV筛查的，即使接种前发现了感染HPV也可以常规接种。因为HPV自然感染时体内虽然也会产生抗体，只是这些抗体的作用不强，在HPV被清除以后不能很好地预防再次感染。但是，HPV疫苗一旦进入体内，会促使身体产生强效的抗体，对于已经感染过的HPV也有很强的预防再次感染的作用。此外，即使因为感染HPV发生了宫颈癌前病变并接受过激光或切除性治疗的适龄女性，接种HPV疫苗也是推荐的。

▶ 怀孕了或在哺乳期能接种HPV疫苗吗?

不推荐怀孕女性接种HPV疫苗，如果最近有备孕的打算，建议等哺乳期结束后再接种疫苗；如果疫苗接种后发现意外怀孕了，应该停止未完成的接种，但是已经完成的也不需要额外进行干预。

▶ 接种完HPV疫苗，可以一劳永逸了吗?

医生在接诊的过程中会见到不少患者抱怨，"我都打过HPV疫苗了，为什么还要进行宫颈癌筛查?"这还真不是医生多此一举或乱开检查。HPV的型别有100多种，即使是九价疫苗也只能预防9个型别的HPV感染，而且目前关于HPV疫苗促使身体产生的抗体具体能发挥多长时间的作用还不明确，部分人在接种过HPV疫苗之后也会发生疫苗中所覆盖型别的HPV感染。此外，极少数的宫颈癌与HPV感染无关。因此，即使接种过疫苗，为了自身的健康也要按时进行宫颈癌筛查。

▶ 接种HPV疫苗有什么不良反应?

疫苗是人类发展史上最重要的发明之一，因为疫苗人类消灭了天花病毒，HPV疫苗更被世界卫生组织认为是消除宫颈癌的利器。目前三类疫苗的安全性都很好，大部分接种对象仅有轻微的不良反应，常见的主要是局部疼痛、红肿，发热是最常见的全身不良反应，短期内可自行缓解。2020年世界卫生组织澄清了HPV疫苗与不孕不育的谣言。自2006年HPV疫苗首次授权上市以来，160多项研究的结果显示HPV疫苗具有良好的安全性，与不孕不育之间没有因果关系。

▶ 除了女性，男性也可以接种HPV疫苗吗？

世界卫生组织推荐在满足主要目标人群的接种需求后，将男性纳入HPV疫苗接种的目标人群。美国食品药品管理局（FDA）先后批准了九价HPV疫苗用于预防男性肛门癌、口咽癌以及其他头颈癌症。但目前我国上市的HPV疫苗还不能用于男性接种。相关的临床研究工作还在进展之中。相信不久的将来，男性也将成为HPV疫苗的受益者。

小 贴 士

绝大部分宫颈癌是感染HPV导致的，HPV疫苗的发明使宫颈癌有望成为第一个被人类消灭的恶性肿瘤。可以说，HPV疫苗是名副其实的癌症"预防针"。正确认识并及早接种HPV疫苗，宫颈癌也会远离我们。

（邱丽华　黄金花）

反复发生阴道炎？ "生殖道病原体" 了解一下

·········· 病 例 ··········

　　医生接诊一位年轻患者，26岁，一脸愁云，她一到诊室就开始诉苦："医生，我白带不好，已经好久了，看了好几家医院，基本各种阴道炎的药都用过了，但都没用，我有点害怕，不知道得什么坏毛病了……"于是，除了常规的白带检查和宫颈癌筛查之外，医生还取了一些分泌物做生殖道病原体的检查。检查结果出来，提示患者有沙眼衣原体和解脲支原体感染，而其他报告基本正常。看来这迁延不愈的阴道炎的病根就在此了。

▶ 特殊的妇科炎症

　　引起生殖道感染的病原体有淋球菌、结核杆菌、病毒、支原体、沙眼衣原体、滴虫及其他非特异性致病菌。普通的白带常规检查能够将常见的真菌、滴虫从外观上识别，因此治疗上难度较小，而其他类型的病原体都需要特殊的检测方法才能让其露出"庐山真面目"。淋球菌是引起淋病的病原体，支原体和衣原体是常见的引起生殖道感染的病原体，这些病原体引起的最常见症状就是阴道分泌物异常。

　　（1）支原体感染：支原体感染较为普遍，但并不是所有感染了支原体的女性都会有症状，临床上比较常见的是解脲支原体（Uu）的感染。对于感染解脲支原体的治疗原则简单地说就是"两治两不治"。两不治，即如果男女双方都无感染症状，仅Uu阳性，考虑为携带，不必治疗；如果治疗之后症状消失，但Uu检测仍然阳性，考虑从致病转为携带，也不必治疗。就是说Uu的治疗要根据检测结果，结合临床症状

进行判断。两治，即男性若确诊
为UU性尿道炎，建议男女共治，
且避免无保护性交；男性若有精
液质量异常，且有生育需求，则
男女共治1个疗程。有症状又明
确有感染者，则是需要积极治疗
的，前文病例中的患者即是如
此，并且另一半也是需要进行检
测和治疗的。

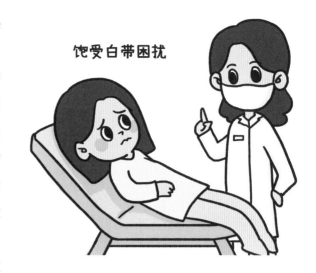

饱受白带困扰

另一个支原体类型是生殖支
原体（Mg）。虽然不如Uu感染那么常见，但是近年来已有大量证据证明Mg感染是
宫颈炎、子宫内膜炎、盆腔炎、男性生殖道疾病和输卵管性不孕的病因。Mg有很重
要的临床意义，约有10%的盆腔炎患者能培养出Mg，同时有研究表明Mg感染还可
致产后发热，可能是子宫内膜炎。由于Mg感染对患者自身及性伴侣的健康有长期影
响，建议进行积极的治疗，治疗期间及症状消失前需暂停性生活。

（2）淋球菌感染：淋病是淋病奈瑟菌（简称淋球菌）引起的以泌尿生殖系统化脓
性感染为主要表现的性传播疾病，发病率居我国性传播疾病第二位。淋球菌离开人体
不易生存，一般消毒剂容易将其杀灭。淋病多发生于性活跃的青年男女，是重点防治
的乙类传染病。

女性感染淋球菌后，开始症状轻微或无症状，一般经3～5天的潜伏期后会相继
出现尿道炎、宫颈炎、尿道旁腺炎、前庭大腺炎等，其中以宫颈炎最常见。70%的女
性淋病患者存在尿道感染，淋球菌性宫颈炎常见，多与尿道炎同时出现。急性淋病如
未充分治疗可转为慢性，表现为下腹坠胀、腰酸背痛、白带较多等。怀孕时如果感
染淋病，多无临床症状，但分娩时可经过产道感染胎儿，亦可在孕期发生胎膜早破、
羊膜腔感染、早产、产后败血症和子宫内膜炎等。

少数淋球菌性子宫内膜炎可上行感染，发生淋球菌性盆腔炎，包括输卵管炎、卵
巢炎、附件炎及宫体炎，可引起输卵管阻塞、积水及不孕。如与卵巢粘连，可导致输

卵管卵巢脓肿，一旦脓肿破裂可引起化脓性腹膜炎。多数盆腔炎发生于月经后，主要见于年轻育龄女性，典型症状为双侧下腹剧痛，一侧较重，发热、全身不适，发热前可有寒战，常伴食欲不振、恶心和呕吐。患者多有月经延长或不规则阴道出血、脓性白带增多等。

（3）沙眼衣原体感染：详见下节"'沙眼'也能性传播吗"。

小 贴 士

一旦发现阴道分泌物异常，一定要及时就诊排查原因；避免不洁性行为，提倡安全性行为，推广使用安全套，防止交叉感染。生殖道感染不应盲目使用阴道炎药物，找出病因后治疗方能"有的放矢"。

（顾李颖）

"沙眼"也能性传播吗?

．．．．．．．．．．．．病　例．．．．．．．．．

　　小美近期突然觉得阴道分泌物增多，色黄稀薄，每天都需要用护垫，同房还有出血的情况。去医院妇科检查的时候发现阴道和宫颈表面都被稀薄黄色的分泌物覆盖，宫颈表面的黏膜也有充血表现，触碰了之后非常容易出血。医生检查了生殖道病原体，结果发现沙眼衣原体的感染。小美看着报告就很奇怪："医生，这个沙眼衣原体是不是我们以前小时候得红眼病的那个沙眼呀？这个不是感染眼睛的吗？怎么阴道里也会感染？而且我也没觉得我眼睛不舒服啊？"

　　下面我们就进行解惑，此"沙眼"非彼"沙眼"。

▶ 沙眼衣原体的分类

　　沙眼衣原体是一类特殊的病原体，主要寄生在人类的细胞内，这一类病原体虽然都叫沙眼衣原体，但是里面还能分成三个嗜好不同的成员：一个喜欢感染眼部，引起急性结膜炎，就是常说的"红眼病"；另一个喜欢感染泌尿生殖系统，就像前文所说能引起严重的阴道炎；剩下的一个更是了得，能引起性病淋巴肉芽肿。因此，前文中检查发现的沙眼衣原体，其实是喜欢感染泌尿生殖系统的那个成员。

▶ 沙眼衣原体的感染途径

　　使人患病的沙眼衣原体主要来源于患者的分泌物或体液，通过直接或间接接触在人群进行传播。泌尿生殖道感染和性病淋巴肉芽肿经性接触传播为主，属于性传播疾病，包括不安全的性行为、同时多个性伴侣等。宫颈管柱状上皮是女性生殖道沙眼衣

沙眼衣原体寄生在人体的三个部位

眼部	泌尿生殖系统	生殖系统

原体感染的最常见部位，而这个部位的发病通常都是由性行为导致的。

▶ 生殖道感染了沙眼衣原体会有什么表现？

人感染生殖道沙眼衣原体后潜伏期由3天至4周不等，男女性均会出现泌尿生殖系统炎症，感觉到尿频、尿急、尿痛甚至性交痛，偶尔出现生殖器瘙痒。如果感染一直持续存在，泌尿生殖器会出现皮肤黏膜水肿、尿道狭窄甚至形成瘘管。女性感染后泌尿生殖系统症状较为明显，出现阴道分泌物增多、尿路刺激征（尿频、尿急、尿痛）、腹痛等。宫颈管柱状上皮被沙眼衣原体感染后会引发宫颈炎，而最常见的患者主诉就是阴道分泌物颜色发黄，性生活后有出血，30%～40%的宫颈炎则可能上行感染引发子宫内膜炎。如果进一步发展，8%～10%的宫颈管炎可发展为输卵管炎。如此反复感染会加重输卵管损伤，甚至造成盆腔广泛粘连，严重的可引起盆腔炎性疾病、不孕、异位妊娠（宫外孕）等并发症。沙眼衣原体感染妊娠期的女性可能会造成胎儿宫内感染或经产道传播给新生儿，引起新生儿肺炎或者沙眼。

▶ 怎么发现沙眼衣原体感染？

微生物学检查是检测沙眼衣原体的主要方式，分别有沙眼衣原体直接涂片、核酸检测、衣原体抗原检测以及衣原体培养。通过样本分离培养，如果能在病变组织内分离培养出沙眼衣原体，则可确诊。微生物学检查的优点是能确定感染的病原体，是诊断疾病的"金标准"；缺点是培养时间比较较长，需要2～3天。现在很多医院都使用沙眼衣原体RNA检测，能做到快速检测且灵敏度高。因此，如果有反复阴道炎治疗后迁延不愈、同房出血、小腹疼痛这些症状，需要做沙眼衣原体检测来排除感染。

▶ 感染沙眼衣原体后该怎么治疗呢?

泌尿生殖器感染沙眼衣原体后需要进行积极治疗。泌尿生殖器感染者，一般最常用的就是阿奇霉素，并需要性伴侣同时进行治疗。妊娠期女性则注意遵医嘱用药。

小 贴 士

对于所有类型的沙眼衣原体感染，日常预防措施重点都在于保持个人清洁卫生，勤洗手，不共用浴巾、毛巾、面盆等，以免经接触传播感染沙眼衣原体。要提高性行为的防护意识，洁身自好，避免不安全性行为或多个性伴侣。

（顾李颖）

解惑爱的"疣"愁

·············· 病 例 ··············

　　一位时髦漂亮的小姐姐来妇科门诊就诊，但却表现得很烦恼，低头害羞地告诉医生："最近和男朋友在一起，发现下面长了一些小红点和包包，一开始没有注意，半个月过去了，却越来越大，像菜花一样，不知怎么回事？"经过一番检查，医生发现是尖锐湿疣。

▶ 尖锐湿疣是什么病？

　　尖锐湿疣是全球范围内最常见的性传播疾病之一，常发生在成年人，由人乳头瘤病毒（HPV）感染引起，以疣状病变为主。其别名有肛门生殖器疣、生殖器疣和性病疣等，主要通过性行为传染。

　　最常引起尖锐湿疣的HPV亚型主要有HPV6、11、81等。HPV在湿润的环境下易生存繁殖，故常发生在生殖器及肛周，损害初期为细小红色丘疹，以后逐渐增大增多，单个或群集分布，质地比较柔软，呈乳头样、鸡冠状或菜花样突起。红色或淡灰色，易发生溃烂，触之易出血。皮损裂缝间常有脓性分泌物致有恶臭，且可因搔抓而引起继发感染。本病初期常无自觉症状，部分患者可出现异物感、疼痛、痒感或性交痛。直肠内尖锐湿疣可发生疼痛、便血、里急后重感。

▶ 尖锐湿疣在人群中的发病情况是怎样的？

　　据估计，性活跃人群的一生中感染HPV风险率高达80%，但尖锐湿疣的人群发病率是0.13%～0.56%。有数据显示，全球范围内尖锐湿疣每年发病率是160/10万～289/10万，且有不断增加的趋势。我国尖锐湿疣患者数位列性病患者第2位。

▶ **这病是性伴侣间传染的吗?**

尖锐湿疣潜伏期为1～8个月，平均3个月，主要发生在性活跃的人群，其感染与HPV的潜伏感染和亚临床感染密切相关。HPV潜伏感染患者的局部皮肤黏膜外观正常，仅HPV检测为阳性，一般认为HPV潜伏感染是尖锐湿疣复发的主要原因之一。尖锐湿疣传播方式有以下几种。

（1）性接触传染：此为最主要的传播途径，故本病在性关系紊乱的人群中易发生。生殖器和肛周为好发部位，男性多见于包皮、系带、冠状沟、龟头、尿道口、阴茎体、肛周、直肠内和阴囊，女性多见于大小阴唇、后联合、前庭、阴蒂、宫颈和肛周。偶可见于阴部及肛周以外的部位，如腋窝、脐窝、口腔、乳房和趾间等。女性阴道炎和男性包皮过长是尖锐湿疣发生的促进因素。

（2）间接接触传染：少部分患者可因接触患者使用过的物品而发病，如内衣、内裤、浴巾、澡盆、马桶圈等。

（3）母婴传播：分娩过程中通过产道传播给婴儿，从而可能引起婴儿的喉乳头瘤病等。

尖锐湿疣的三种传播方式

性接触传染	间接接触传染	母婴传播

▶ **什么样的情况容易诱发尖锐湿疣?**

性行为是尖锐湿疣的主要危险因素。当出现下列情况时更容易患上尖锐湿疣。

（1）拥有多个性伴侣。

（2）有高风险的性伴侣，这些性伴侣有其他多个性伴侣或有HPV感染的性伴侣。男性如果接受包皮环切术，感染HPV的风险可能会降低。

（3）无安全措施的性行为，例如不使用安全套（避孕套）。

（4）如果免疫系统出现问题（例如HIV感染/艾滋病、服用免疫抑制剂药物等），人对疾病和感染的免疫力会下降，这时容易出现更严重且更难治疗的尖锐湿疣，复发率也更高。

（5）有数据证实，吸烟和尖锐湿疣风险增高有关，每日吸烟数目越多或吸烟的时间越长，发生尖锐湿疣的风险就越大。

▶ 怎么治疗尖锐湿疣呢？

目前的治疗包括药物治疗、物理治疗和手术治疗等。尖锐湿疣治疗后比较容易复发。复发常见于治疗后3～6个月（特别是最初3个月）。复发之后用同样的治疗仍然会有效。

（1）药物治疗：可以选择3.75%或5%咪喹莫特乳膏、0.15%或0.5%鬼臼毒素软膏/凝胶、10%或15%赛儿茶素软膏。上述3种药物是国际上公认的首选治疗药物，其中国内常用且容易购买得到的是咪喹莫特乳膏，其次是鬼臼毒素软膏/凝胶。

（2）物理治疗：常用的物理疗法包括冷冻治疗、激光治疗、电灼和（或）电凝治疗、电离子治疗和微波治疗等，这些物理治疗是通过直接的破坏作用清除皮损。

同时，氨基酮戊酸光动力治疗（ALA-PDT）是一种药械结合的治疗方法，通过光敏化学药物和特定光线照射达到治疗目的。

（3）手术治疗：巨大尖锐湿疣很少见，形态体积较大，多呈菜花状且呈粉红色，看似良性病变，实则具有侵袭性，这种情况常需要手术治疗。

尖锐湿疣有时与高危型HPV感染有关，这类高危型HPV感染与阴茎癌、宫颈癌前病变和宫颈癌的发生有一定关系。

▶ 平时应该如何护理和预防尖锐湿疣？

患者依从性不好的话，治疗效果会打折扣。建议遵守医嘱坚持进行治疗。保持皮损的干燥和清洁，清洁后可以让皮损自然风干。

尖锐湿疣虽然是较为常见、良性的疾病，但可能会影响部分患者的心理社会功能，平时应保持良好的心态和乐观的心情。

尖锐湿疣患者应当告知性伴侣感染情况。尖锐湿疣患者在皮损消失前应当避免再次性行为，直到所在区域完全愈合。即使皮损已经消失，HPV可能依然存在，仍然可以传染给性伴侣。一般地说，性伴侣之间倾向于有相同亚型的HPV，不过HPV的症状（如尖锐湿疣）可能只发生在其中一人身上。保护好自己，坚持正确地使用安全套，可以降低传播尖锐湿疣的概率。

同时，预防也很重要，男性和女性都可以使用HPV疫苗来预防尖锐湿疣（一般建议接种年龄在26岁以下）。建议适龄男性女性进行常规HPV疫苗接种，但接种疫苗不会治疗现有的HPV感染或尖锐湿疣。

小　贴　士

尖锐湿疣是最常见的性传播疾病之一，由感染HPV引起，不洁性行为及免疫力低下常与其发病相关。坚持正确地使用安全套，可以降低传播尖锐湿疣的概率，还可以通过接种HPV疫苗预防。

（董　倩）

产后盆底康复锻炼——年轻妈妈们的必修课

对不起，我笑尿了……

"掉"下来的难言之隐——子宫脱垂

脱垂的信号，您有么？

盘点靠谱和不靠谱的脱垂治疗方法

……

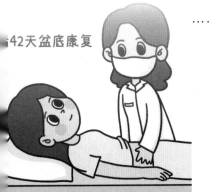

产后盆底康复锻炼
——产褥期后的必修课

　　王女士，33岁，一年多前顺产一8斤的健康小公主。产后42天常规盆底
检查发现盆底肌恢复得并不理想，肌力只有2级，医生建议她做治疗，还告知
她盆底肌损伤后容易出现漏尿、盆腔器官脱垂等一系列问题。她当时找各种理
由拒绝了，坚持要自己在家做盆底肌锻炼，但是她忙于带孩子，早就把医生交
代的盆底肌锻炼抛之脑后。

　　产后9个月的时候，有一天她在洗澡的时候突然摸到下面有一块鸡蛋大小
的"肉团"。第二天，她到医院检查，医生诊断为"子宫阴道脱垂"，她十分后
悔，产后42天检查的时候应该听从医生的建议。好在一切还为时未晚，只要
她及时加强产后盆底康复治疗，还是有希望逆转这种情况的。

▶ **分娩后为什么会出现盆腔器官脱垂？**

　　滴水穿石非一日之功，子宫也不是一下子就掉下来的。这要从怀孕分娩开始说起。

　　（1）急产：分娩时如果产妇宫缩速度过快，强度过大，盆底组织和阴道肌肉还
没有来得及充分扩张，短时间内就被胎头压迫并撕裂，维持子宫的组织受到损伤，分
娩后子宫很难恢复至正常的解剖位置。

　　（2）分娩时间过长：如果产妇24小时还没分娩，胎头对阴道及盆底组织的压迫
时间过久，盆底组织缺血受损，支持功能下降，产后也容易造成盆腔器官脱垂。

　　（3）分娩时用力不当：有的产妇宫口尚未开全，过早用力，不会调整呼吸，尤

其在急产、难产时容易出现，这时候盆底组织就会造成损伤，影响产后子宫位置的复位。

（4）未做好会阴保护：分娩时没能很好地保护会阴部，比如会阴撕裂者产后未及时修复，导致子宫的支持组织松弛或断裂，也会为盆腔器官脱垂创造条件。

（5）产后不良的生活习惯：产后便秘、经常深蹲位、产后过早下床劳动等都会使腹压增加，容易引起盆腔器官脱垂。

▶ 预防产后盆腔器官脱垂，需要做到哪些要点？

（1）避免长时间使用束腹带：月子期间使用束腹带，腹压会升高，会把尚未复原的盆底肌肉向下推，容易造成产后漏尿、子宫脱垂等问题。

（2）刺激乳头利于子宫收缩：婴儿的吮吸刺激会反射性地引起子宫收缩，帮助盆腔各韧带复原，能有效预防产后子宫脱垂。

（3）盆底肌锻炼：产后42天后应尽早开始做盆底肌锻炼，如凯格尔运动和阴道哑铃，或找专业医生（康复师）完善盆底肌功能评估后进行规律的盆底康复治疗。

（4）注意姿势，避免久蹲：分娩后，新妈妈盆底肌肉的恢复大约需要3个月。因此，在这3个月内新妈妈应尽量避免久蹲的姿势，以防盆腔器官脱垂。

（5）保持排便顺畅：注意饮食和睡眠，尽量避免便秘的发生。

▶ 产后何时进行盆底康复？

进行产后盆底康复，需要了解什么时候可以开始做盆底康复及最佳康复阶段是什么时候。妈妈们生产后的6～8周，盆底肌力下降最明显，而通常情况下，在产后42天医生会给产后妈妈做盆底功能评估，了解盆底功能损伤情况。因此，进行盆底康复的最佳治疗时期

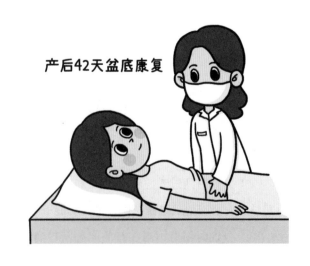

产后42天盆底康复

为产后42天开始，6个月内是产后康复的黄金时期，1年内是康复期，3年内是巩固期。

▶ **盆底康复锻炼主要包括哪些手段呢？**

目前的主要手段是运动训练、生物反馈疗法、电刺激疗法以及AI温控射频技术。

（1）运动训练：即凯格尔运动法。美国妇产科医生凯格尔（Arnold Kegel）于1948年创建了盆底肌锻炼法，指导患者做提肛运动。通过自主的、反复的盆底肌肉群的收缩和舒张，增强支持尿道、膀胱、子宫和直肠等脏器的盆底肌张力，恢复盆底肌功能。方法：收紧肛门及阴道5～10 s，放松5～10 s，重复上述动作，连续做20次以上，每日2～3次，可以各种体位进行锻炼，6～8周为1个疗程。一般4～6周患者会有改善，3个月后有明显效果。

（2）生物反馈疗法：此法是通过生物反馈仪捕捉盆底肌收缩的信号，并将信号放大，使女性感受到盆底收缩，达到刻意锻炼盆底肌收缩的目的，是自主凯格尔运动的进阶治疗。盆底肌生物反馈疗法可以指导女性正确收缩盆底肌肉，并逐渐转化为自我行为治疗。盆底肌生物反馈疗法是盆底肌功能锻炼的辅助治疗，可修复盆底肌，收缩阴道，防止盆腔脏器脱垂及阴道壁膨出。

（3）电刺激疗法：电刺激疗法是指放置于阴道的电极通过不同频率的电流刺激来强化盆底肌肌肉群，一般可与生物反馈疗法同时进行以加强疗效。

（4）AI温控射频技术：该治疗方式是一种交流变化电磁波，在体内可产生热效应，作用于整个盆腔。可促进胶原蛋白再生，改善肌肉筋膜韧带功能，改善漏尿、子宫脱垂、慢性盆腔痛；促进血液循环、改善细胞和组织代谢功能；提高性生活满意度等。

小 贴 士

如果您产后感觉到盆底有下坠感、咳嗽会漏小便，甚至性生活质量下降，可能都是盆底松弛的信号。建议去医院做盆底肌评估，一般产后42天恶露干净后就可以进行评估。尽早开始个性化的盆底康复锻炼是每一位妈妈的产后必修课，不要错过最佳的黄金恢复时间而造成后期的慢性盆底功能障碍性疾病，留下长久的遗憾。

（严　斌）

对不起，我笑尿了

病 例

李女士咨询问道："我生完孩子后有点憋不住尿，大笑时就会漏尿。请问这是怎么回事？怎样才能恢复呢？"其实，像李女士这样的症状并不少见。在门诊常常会碰到"一笑就漏尿，咳嗽几声也漏尿，甚至起身走动一下也会不由自主尿湿了裤子"，这些难言之隐，很多患者更是不敢出门、不敢多喝水、不敢大笑，外出旅游更是奢望，这些症状常出现在产后女性，尤其是二胎、多胎的妈妈身上，在50岁左右的女性中更多见。尿失禁不仅给患者带来焦虑、尴尬和沮丧等不良情绪，还严重影响日常生活和人际交往。

今天带大家来认识下压力性尿失禁，并教大家如何进行预防。

▶ 什么是压力性尿失禁？

压力性尿失禁是指打喷嚏、咳嗽、大笑、运动或体力活动等腹压增高时，出现尿液不自主地从尿道漏出。这是由于支持尿道的肌肉及其他组织（盆底肌）或控制尿道的肌肉（尿道括约肌）肌力减弱，当腹压突然增加时无法控制尿液，从而产生漏尿。据统计，成年女性中压力性尿失禁的发生率达30%。

▶ 盆底肌在哪里？

盆底肌是封闭骨盆下口的一群肌肉的统称，通常指肛提肌。盆底肌在盆腔的最下方，就像房子的地基，也像一张吊床一样兜在女性的盆腔底部，承托住子宫、膀胱和直肠。盆底肌大部分时间都负责维持盆腔的稳定，而在排便、排尿、分娩的时候是放松、开放的。

▶ 妊娠及分娩对盆底肌的影响是什么？

怀孕初期，妈妈的子宫很小，只有鸭蛋大小。等胎儿长到6个月左右时，子宫扩张到比较大，盆底受到的压力也逐渐增加，换句话说，盆底肌的负重也越来越大。足月时，胎儿的个头已经很大，准备阴道分娩时胎头逐渐下降，扩张牵拉盆底肌。当胎儿过大、产程过长或遭遇产钳术等时，盆底会出现过度拉伸。就像橡皮筋，如果把它持续拉长到一定时间，部分弹力会受损，造成回缩弹力不够或者变得脆弱，伸展即断裂。如果盆底肌在受损之后没有得到及时修复，就会变得虚弱，临床表现为压力性尿失禁、盆腔器官脱垂等。因此，产后一定要及时进行盆底肌修复。

▶ 为什么会出现"笑尿了"？

肛提肌等像吊床一样支撑着阴道前壁近端尿道和膀胱的基底部，在腹压增加时收缩，为尿道提供稳定的基底，盆底肌收缩时也有利于夹闭尿道。也就是说在正常情况下，当腹压增加时，盆底肌会自动抵抗腹压增加对膀胱等盆腔脏器造成的压力；而在怀孕、分娩、慢性咳嗽或长期负重造成盆底受损时，会引起尿道支持结构缺损，无法抵抗增加的腹压，从而出现漏尿。

"笑尿了"就是在大笑时不自主地流出尿液，属于压力性尿失禁。只要患者在腹压增高情况下（咳嗽、大笑、喷嚏、运动、提重物等）出现尿失禁，同时不伴有尿频尿急和急迫性尿失禁症状，临床上即可诊断为压力性尿失禁。

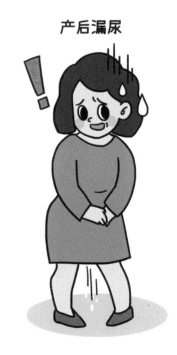

产后漏尿

▶ 如何治疗和预防尿失禁呢？

分娩后，及时进行盆底肌的康复很重要。盆底肌锻炼，也称为凯格尔运动，注意要达到一定强度后才能起到良好的效果。然而还是有很多患者会问："我做了凯格尔运动，为什么漏尿症状没有改善呢？"原因是很多初学者往往对盆底肌了解不够，或分娩等原因造成盆底损伤严重，或年龄偏大、缺乏专业人员指导等，单纯进行凯格尔运动效果往往不佳，或适得其反。那么还有更好的办法吗？

这就要提到盆底康复治疗。盆底康复流程包括评估和个体化康复两部分。

（1）评估：① 评估患者的年龄、工作、婚育情况、是否有妇科炎症以及疾病史、手术史、用药史等。之后，用POP-Q评分对盆腔器官做分度检查和检查盆底肌肉的力量。② 评估不良生活习惯，改变排便姿势等。③ 整体评估，是否有因平时不正确姿势、妊娠等造成生物力学的改变，如扁平足、骨盆倾斜，以及与骨盆相关的肌群存在疼痛和过度拉伸，如腹直肌分离等。

（2）个体化康复：根据具体情况帮助患者改变错误的姿势、放松紧张的肌群、加强弱势的肌群；个体化应用低频脉冲电刺激唤醒盆底肌肉，生物反馈加强盆底肌肉，最终完成盆底的整体康复。经过盆底康复的压力性尿失禁的改善率为70%左右。

经过我们系统的盆底康复治疗后，如果尿失禁仍没有较大程度的改善，是否还有其他办法呢？那就要考虑通过手术治疗。各类经尿道中段悬吊术是在尿道中段下方植入吊带达到控尿的作用，具有疗效肯定、创伤小、恢复快等特点，主要的手术方式有无张力阴道吊带术、经阴道闭孔无张力尿道中段悬吊术等，是目前国际上治疗压力性尿失禁的"金标准"手术方式，手术时间20分钟左右，术后控尿有效率为90%以上。主要适应证包括非手术治疗效果不佳或无法坚持，预期效果不佳的患者；中重度压力性尿失禁，严重影响生活质量的患者。

小 贴 士

当您发现产后或围绝经期出现腹压增大（咳嗽、打喷嚏、大笑后）时不自主漏尿，这可能就是压力性尿失禁的信号，发生这样的情况不能着急，坚持长期的盆底肌锻炼可能带来症状的明显好转，可以通过专业医生或康复师的评估进行个性化的康复治疗。即使效果不明显，也可以通过尿道中段悬吊手术获得较为满意的疗效。

（严　斌）

"掉" 下来的难言之隐
——子宫脱垂

························ 病　例 ························

　　60岁的张大妈在跳广场舞时突然自觉下腹部坠胀不适，回家发现阴道口有块状物脱出，张大妈非常担忧和焦虑。经过几天的休息和观察，发现阴道口的块状物一会儿缩回去、一会儿又掉出来，她已经尴尬得不敢再和姐妹们去跳广场舞了，她也担心是不是长了肿瘤，心想干脆做手术切了。

　　其实，像张大妈这样的情况在绝经后的中老年女性中并不少见，甚至在产后的年轻妈妈中也偶有发生。这篇文章我们要介绍的就是广大女性同胞都支吾难言的妇科病——子宫脱垂。

▶ 什么是子宫脱垂?

　　子宫脱垂是指子宫从正常位置沿阴道下降，甚至子宫部分或全部脱出阴道口以外，是盆腔器官脱垂主要表现之一，为中老年女性常见疾患。一般地说，女性骨盆底有肌肉和韧带，它们像一只强有力的手托起子宫，让其不会下垂。但是，如果它们受伤了，子宫就失去了依靠，不可避免地会"掉"下来，比如经历了难产的阴道分娩，产后过早过重的劳动，或者长期便秘、咳嗽，甚至就是因为肥胖，造成腹部压力大。除此以外，女性在更年期和绝经期，性激素水平下降，也可能会影响肌肉和韧带的弹性，很多人就会发生子宫脱垂，站立、蹲下时可能会摸到下体有块光滑的"肉肉"。

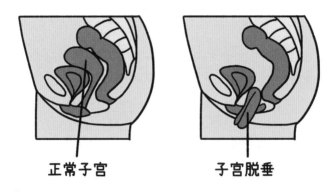

正常子宫　　　　　子宫脱垂

▶ 如何判断发生子宫脱垂了？

子宫脱垂可以造成盆底局部充血，让人腰酸背痛，尤其是劳累后。进入阴道的子宫如果压迫膀胱和直肠，还会有排便排尿困难，也会伴有尿失禁的发生。轻度脱垂者脱出物在平卧休息后可以自己缩回去，严重时脱出物无法回缩，就会影响日常活动。如果子宫颈脱出阴道口，可能会因长期暴露在外而发生黏膜表面增厚、角化或糜烂、溃疡。患者白带增多，并有时呈脓样或带血。

▶ 如何预防子宫脱垂？

① 适当休息，避免重体力劳动；② 避免长期站立或下蹲、屏气等增加腹压的动作；③ 保持大小便通畅；④ 适当进行身体锻炼，提高身体素质，可预防性地进行盆底肌锻炼；⑤ 合理饮食，控制体重，避免腹型肥胖。

▶ 治疗子宫脱垂有哪些方法？

（1）非手术治疗：轻度及有手术禁忌的患者首选非手术治疗，可进行盆底肌锻炼、物理盆底治疗、子宫托治疗，同时配合中药治疗等。

盆底肌锻炼又称凯格尔运动，简单来说就是患者主动利用自身肌肉进行盆底肌组织的锻炼。方法如下：首先保持平卧于床上，两腿自然弯曲，感受肛提肌的发力，也就是用力行收缩肛门3秒以上，坚持不要立刻放松，随即松弛5～10秒，重复此动作10～15分钟，每日早中晚间断练习。锻炼强度可以逐步加大，收缩后坚持屏住的时间可适当延迟，例从一开始的3秒延长至10秒左右，并且在每次放松后给予肛提肌足够的放松时间。

（2）手术治疗：中重度脱垂、不接受子宫托治疗的患者，可通过手术恢复支撑盆底肌的力量。手术治疗旨在缓解症状，恢复患者的正常生活，需根据患者年龄、生育要求、性生活需求及全身健康状况进行个体化治疗。

常用手术方法：① 传统手术方式，即所谓的"缝缝补补"，包括阴式子宫切除+阴道前后壁修补、主韧带缩短等，适用于大部分年龄较大、无生育要求的患者。当然，手术以后也要注重保养，忌长期重体力劳动造成术后短期复发。② 新式悬吊及盆底重建手术，即所谓的"老屋改造"，通过吊带、网片等新式科技材料把子宫固定于骶骨、腹壁等坚韧的组织上，子宫可以通过阴道或腹腔镜下切除或保留完成手术。目前应用较多的是子宫骶骨固定术、骶棘韧带固定术、高位骶韧带悬吊术、经侧腹壁横向悬吊术和经阴道植入网片盆底重建手术等。

小 贴 士

当中老年女性或者产后年轻妈妈发现腹压增大或重体力劳动后出现阴道坠胀或阴道有块状物脱出，先不要担心是自己生了肿瘤，可以到医院检查一下，可能就是子宫脱垂的信号。轻度以及年轻患者可以通过长期坚持盆底肌锻炼获得症状的明显好转，可以通过专业医生或康复师的评估进行个性化的康复治疗。即使效果不明显，也可以通过盆底重建手术获得较为满意的疗效。

（严　斌）

脱垂的信号，您有吗？

病　例

王阿姨今年50岁，平时身强力壮、精力充沛，特别热爱跳广场舞。可这几年阿姨的身体出现了一些变化，时常感到腰酸、小肚子伴有下坠感，逐渐咳嗽、打喷嚏甚至大笑时都会出现不由自主的漏尿，每天都要使用卫生巾，不敢出远门，最后不得已暂时脱离广场舞队伍。最近站立久了，竟然在身体下面摸到一个大肉球。因为不知道什么问题，在看了消化内科、肾内科、泌尿科、妇科门诊之后才辗转找到了子宫阴道脱垂门诊。

在我国症状性盆腔器官脱垂在成年女性中发病率为9.6%，因为脱垂的症状繁多，并不是所有患者都会出现与教科书上一样的典型症状，多数患者以其中1～2项为主，即使同一个患者也会因为病程的发展出现症状的变化，所以有必要向广大女性朋友们科普一下和脱垂有关的症状，方便大家自查。此外，伴有临床症状的盆腔器官脱垂也是临床医师界定患者是否需要干预的重要依据。

▶ 什么是盆腔器官脱垂？

盆腔器官脱垂（POP）是由盆底肌肉和筋膜组织异常造成的盆腔器官下降所引发的器官位置异常及功能障碍，包括阴道前壁、膀胱、尿道、子宫、阴道穹窿、阴道后和直肠脱垂。盆腔器官脱垂以中老年女性多见。

▶ 盆腔器官脱垂的特异性症状

患者能看到或者感觉到膨大的组织器官脱出阴道口，可伴有明显下坠感，久站或劳累后症状明显，卧床休息后症状减轻；严重时不能回纳，可伴有分泌物增多、溃疡、出血等症状。

▶ 盆腔器官脱垂的下尿路症状

与膀胱和尿道的支持结构缺陷有关。轻度患者常合并压力性尿失禁，随着脱垂程度加重，压力性尿失禁的症状逐渐缓解，继而表现为排尿困难、尿潴留等出口梗阻症状。同时，脱垂患者患膀胱过度活动症的风险增加，表现为尿急、急迫性尿失禁、尿频和夜尿等症状。

▶ 盆腔器官脱垂的肛门直肠功能障碍症状

与后盆腔的支持缺陷有关，表现为便秘、腹泻、排便急迫、排便困难、大便失禁等症状。

▶ 盆腔器官脱垂相关的性功能障碍症状

主要表现为性交不适、阴道松弛、性欲降低等症状。

如何评估呢？主观评估是以下的问卷。其他客观的辅助检查不在这里阐述。

盆底器官脱垂导致的盆底功能障碍是一组疾病症状群，但是其严重程度与解剖学改变不完全正相关，也有些症状与脱垂无关。建议应用经验证的中文版国际A类标准化问卷，如盆底不适调查表简表（PFDI-20）、盆底功能影响问卷简表（PFIQ-7）和盆腔器官脱垂及尿失禁性生活问卷（PISQ-12），了解症状的严重程度及对生命质量的影响。

（1）PFDI-20问卷（见附录1）：目前国内使用最广泛的是PFDI-20简表，此表共包括排便功能障碍问卷（8道题）、盆腔器官脱垂障碍问卷（6道题）、泌尿功能障碍问卷（6道题）三个方面共20道题，患者根据近3个月的下生殖道、下尿道及下消化道状况填写，程度用数字表示（无症状为0分，有症状而无影响为1分，轻度影响为2分，中度影响为3分，重度影响为4分）。下生殖道及下尿道症状得分为各题分数相加除以6后乘25，下消化道症状得分为分数相加后除以8乘25，三者相加得总PFD评分，分数范围为 0 ～ 300 分。分数愈高表明其症状愈严重，对患者影响越大。

（2）PFIQ-7问卷（见附录2）：PFIQ-7可应用于所有盆底功能障碍疾病，也是目前推荐应用于盆腔器官脱垂的特殊生活质量问卷之一。该问卷设有7项问题，共涉及日常工作生活四个方面（交通出行、家务运动、社会功能以及情感健康），按照影响程度"没有影响、有一点影响、相当影响、非常影响"分级，分别对应0、1、2、3分，较高的得分对应较高的疾病影响。

（3）PISQ-12问卷（见附录3）：性功能是女性健康生活的重要组成部分，性功能的改善是脱垂患者治疗过程中所关注的重要目标。该问卷是目前国际盆底功能障碍疾病研究及治疗中应用最为广泛的问卷之一，涉及三个方面，包括情感因素（1 ～ 4项）、生理因素（5 ～ 9项）以及伴侣因素（10 ～ 12项）；5 ～ 12选项将频度（从没有过～总是）分为5个级别对应于0 ～ 4分，1 ～ 4选项评分相反；PISQ ～ 12的12个项目分数总和即为被调查者性功能评分，满分48分。评分越高，提示性生活质量越高。

PFDI-20、PFIQ-7、PISQ-12问卷调查

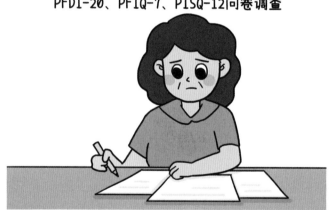

小 贴 士

了解盆腔器官脱垂，全面评估自身的症状及对生命质量的影响非常重要，是疾病早发现、早诊断、早治疗的前提。我们鼓励大家做简单的自测，但最终诊断和治疗建议到正规医院向专业医生咨询，尤其推荐至从事盆底的专科医师。

（朱俊彦）

盘点靠谱和不靠谱的
脱垂治疗方法

·········病　　例·········

　　半年前小区居委给老年人送福利，陈阿姨做了一次免费妇科体检。体检的结论是中度子宫脱垂。陈阿姨觉得看病太麻烦，于是用"子宫脱垂"作关键词在网上搜索了一下治疗方法。各种治疗方法琳琅满目，有的销量过万，好评如潮。"贵一点，好一点，买过都好了""永不复发""用后不掉""后悔没早用""一贴治愈""无效退款"。阿姨觉得自己太聪明了，马上买了一大堆，老老实实用了半年。半年就这样在期待和失望中过去了。

　　这位阿姨是门诊常常遇到的一类"相见恨晚"型患者。这类患者的特点都是在院外接受过各种不正规的治疗，最终身心疲惫不得不就医。接下来就罗列一下这些靠谱和不靠谱的治疗，希望以后这样的情况越来越少。

▶ 不靠谱的治疗一：上提贴、提升贴、脱垂贴

　　这是一种类似暖宝宝的贴剂，号称天然本草制作而成，能补气提升、温阳益肾，使"脱者固之"。主要问题有：第一，它没有成分标识，换句话说，这个贴剂的成分不明，甚至是否使用了对身体有害的成分也不得而知；第二，贴剂本身被皮肤吸收的成分微乎其微，现代工艺上一般是需要使用小分子材料才能取得透皮的效果；第三，只要对脱垂的定义有所了解，就能明白脱垂是肌肉及结缔组织发生了病变，即使所谓的药物真的能透皮到达病灶，也对已经形成的薄弱的肌肉和韧带等的病变束手无策。

这也就是为什么好评虽多，但大都是"味道好闻""贴上暖暖的"的原因。

▶ 不靠谱的治疗二：脱垂带

这款产品主打"全棉透气，强力上托"。想到利用这个传统的月经带伪装成治疗脱垂神器的人真的是非常狡猾。对于重度子宫脱垂患者，脱垂带封闭了子宫脱落的开口，子宫脱落到脱垂带水平就不会再往下掉了。患者往带上一摸，果然大肉球不下来了！这效果真是可谓立竿见影。但这真的是有效治疗吗？首先，脱垂的子宫只是被布条拦住了，撤掉脱垂带的一瞬间伪疗效就无所遁形了。其次，因为脱垂的子宫会摩擦棉布，分泌物会污染棉布，长期使用会导致脱垂的部位发生溃疡、感染、出血，带来严重的并发症。所以除了无效，这种"治疗"还有卫生安全隐患。

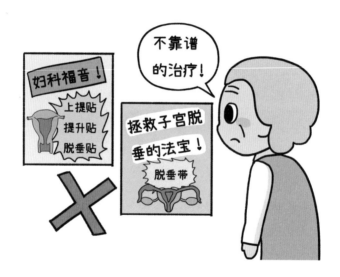

▶ 这也不靠谱，那也不安全，得了子宫脱垂到底应该怎么做呢？

（1）靠谱的治疗一：随访观察。

无自觉症状的轻度子宫脱垂患者，完全可以随访观察。

（2）靠谱的治疗二：生活方式干预。

对于所有脱垂患者，都要减重、戒烟、减少使盆底压力增加的活动、治疗便秘和咳嗽等。

（3）靠谱的治疗三：子宫托。

应用子宫托经济有效，以下情况均可适用：① 患者不愿意手术治疗或者全身状况不能耐受手术治疗；② 妊娠期及未完成生育者；③ POP术后复发或者症状缓解不满意者；④ POP术前试验性治疗。脱垂程度和是否有性生活不是子宫托使用的禁忌。研究表明，选择长期佩戴子宫托者多为65岁以上或者有严重内科合并症不能手术的患者，年轻患者更倾向于手术治疗。

（4）靠谱的治疗四：盆底肌训练。

方法简单，方便易行，可以加强薄弱的盆底肌肉的力量和协调性，增强盆底支持力，改善盆底功能。必要时可辅助电刺激、生物反馈或磁刺激等方法。研究表明，盆底肌训练能改善轻度POP患者的症状及严重程度，降低分度，延缓疾病进展。

（5）靠谱的治疗五：手术治疗。

手术主要适用于非手术治疗失败或者不愿意非手术治疗的有症状的POP患者。并无证据表明手术能给无症状POP患者带来益处，反而存在手术带来的风险。手术原则是修补缺陷组织，恢复解剖结构，适当、合理应用替代材料，体现微创化和个体化。选择术式时应以整体理论为指导，根据患者年龄、意愿、解剖缺损类型和程度以及手术医生本人的经验技术等综合考虑决策。目前为止还没有公认的最佳手术方式，每种手术都有各自的优缺点。

手术治疗分为重建手术和阴道封闭性手术。重建手术的目的是恢复阴道的解剖位置，而阴道封闭术或半封闭术是将阴道管腔部分或全部关闭从而使脱垂的器官回放至阴道内，属于非生理性恢复，但具有创伤小、手术时间短、恢复时间快等优点。对无阴道性生活要求且有合并症、手术风险大的年老虚弱人群尤为适合。

小 贴 士

　　脱垂的治疗需要综合考虑患者意愿、脱垂部位及其程度、对生命质量的影响、合并症（包括认知和躯体障碍）、年龄、是否有生育要求、既往腹部及盆腔手术史、所选方案的受益及风险等因素。

（朱俊彦）

经前期综合征的烦恼

围绝经期综合征：症状、危害与治疗

没有怀孕生娃却泌乳？当心问题出在脑子里！

饱受痛经折磨？教您几招！

"排卵期出血"应对秘籍

……

经前期综合征

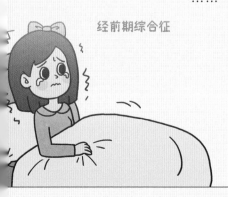

您的月经正常吗?

　　在大学寝室里，几个女孩子开始聊起自己的"大姨妈"。小Ａ："我每个月来大姨妈都要提前5天，每次7天才干净，总感觉自己天天有大姨妈陪伴，好烦啊！"小Ｂ："我才烦呢，每个月大姨妈总是推迟四五天，而且3天就干净了，我都要担心自己快绝经了！"小Ｃ："虽然我大姨妈很准，但量超多啊，经常把裤子弄脏，太尴尬了！"

以上几种情况的"大姨妈"到底是否正常呢？

▶ 为什么女生会来月经?

　　当女生慢慢长大，她们的生殖系统也开始逐渐发育成熟，一般女孩在8～10岁开始进入青春期。这个时候大脑中枢对生殖功能的控制功能开始"苏醒"，继而引起一些促性腺激素的分泌；在这种激素的作用下，女孩开始出现第一性征的发育，表现为生殖器官的发育成熟，外阴从幼女型变为成人型，卵巢、子宫增大；第二性征也开始出现，比如乳房增大、阴毛腋毛生长等。

　　卵巢是女性的性腺，是产生月经必不可少的一个器官，它的主要功能是产生卵子并排卵和分泌女性激素。当卵巢成熟到可以分泌足够的雌激素，就会形成第一次"月经"，也就是初潮，这是青春期的重要标志。随着现在生活条件和营养状态的改善，一般女孩的初潮在10～12岁就会出现了。但青春期女孩的月经周期往往不规律，这是因为调控月经的器官功能还不成熟，这个过程一般需要2～6年，之后才能逐渐形成规律的月经。

　　月经的形成受到很多因素的影响，最上层的是大脑中枢，这是发号施令的根据地；接着命令传输到卵巢，卵巢是执行命令的部门，会根据指令开始动员卵泡发育，并且分泌雌激素；再下一级就是子宫，子宫内膜在雌激素的作用下开始慢慢增厚。如果此时卵巢内的卵泡发育成熟，中枢一声令下"可以排卵了"，那卵巢内的卵泡就随之排出，排出后变成黄体，这个时候黄体就开始分泌孕激素，子宫内膜在孕激素的作用下变得更加"肥沃"，目的是为卵子和精子结合做准备。如果卵子没有成功受精，黄体就开始萎缩，雌激素和孕激素水平下降，子宫内膜就会脱落，然后从阴道排出，这样就形成了一次月经。所以，也有人说月经是卵子没有成功受精而哭泣的"眼泪"。

当卵巢功能成熟，每个月都能规律分泌激素从而形成规律的排卵，那么就意味着进入了性成熟期。这个时期女性因为卵巢功能的周期性变化，会出现子宫内膜周期性的脱落及出血，就叫规律月经。规律月经的建立是生殖功能成熟的重要标志。

▶ 正常月经应该是什么样的呢？

在这里向大家介绍几个基本概念。

（1）月经周期：指这次月经第一天到下次月经第一天之间的天数。在妇科门诊很多女性就诊时说自己的月经周期短，问她们怎么算时间时，她们说："不就是这次月经结束到下次月经来的那天吗？"您是不是也犯了相同的错误呢？所以建议大家从现在开始好好记录自己每次月经来潮第一天的日子，这样才可以更好地了解自己的月经周期。一般医学上认为月经周期21～35天均为正常，并不是大家认为的28～30天才是正常的。所以案例中小A和小B的月经周期还算是正常范围内的。

（2）月经规律性：这个概念是基于月经周期而言的，只要每次月经周期时间相差在7天之内都属于规律月经。比如这次月经周期是28天，下一次25天，再下一次30天，这些都属于规律月经。

（3）月经经期：指每次月经的持续时间。一般在7天以内，所以案例中小A和小B的月经经期也是正常的。

（4）月经量：指一次月经的总失血量。正常为20～60 mL，但现在的最新指南认为计算月经量并不精确，所以还是以自我感觉为主，并不强调经量的具体数值了。

（5）痛经：月经期一般无特殊症状，有些女性可能会出现轻微的下腹部不适，这属于正常现象。但若疼痛比较厉害，就属于痛经范畴了。

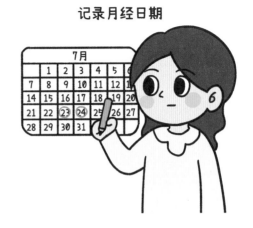

记录月经日期

▶ 有关月经的常见迷思

（1）月经是排毒：这个纯粹就是无稽之谈。月经里除了血液外，还有子宫内膜碎片、宫颈黏液及脱落的阴道上皮细胞，都是正常的人体代谢物，何毒之有？所以这种大忽悠的言论请主动自觉屏蔽。

（2）月经颜色红点比较好：月经血一般呈暗红色，其中75％来自动脉，25％来自静脉。月经颜色与出血速率和量有关系，在刚开始来月经时是动脉出血期，血流速度比较快，可能会呈现鲜红色，而后变为暗红色。但如果月经量偏少的话，月经血可能呈暗红色甚至深褐色。这些都是正常月经。

（3）月经有血块是不正常的：月经血一般是高纤溶活性，这样有利于经血和组织纤维的液化和排出。通常月经血不凝，但如果出血速度过快也可形成血块。所以月经有血块跟出血速度有关，是正常的。

小 贴 士

女性一定要养成记录月经的习惯。当您发现月经与之前有着明显变化，无论是月经周期、经期，抑或是月经量、痛经形式等，都建议去医院进一步就诊，尽早发现问题，尽早治疗。

（包州州）

月经"滴滴答答"不干净，
罪魁祸首竟是它

　　小美今年45岁，最近半年月经突然变得有点异常，有一次月经持续十余天都不干净，还有一次在月经来潮前一周就开始"滴滴答答"出血。她也曾经去药店买了止血药，服用后的确出血少了，但这种情况还是反反复复出现，让她非常苦恼。于是，她到妇科门诊就诊，经过一系列检查，医生告诉她："您可能是患有排卵障碍所致的异常子宫出血。"

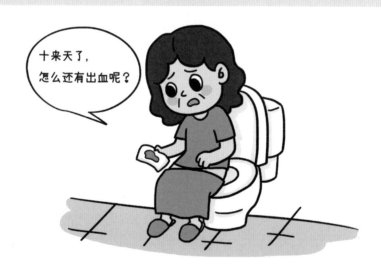

▶ **什么叫异常子宫出血？**

　　前一篇文章阐述了女性正常月经的形成和模式，包括月经周期、月经规律性、月经经期、月经量、痛经这几个概念。只要其中任何一项不符合正常范围，而且是源自子宫腔的出血，就可以叫做异常子宫出血（AUB）。

具体地讲，AUB有多种模式。如果月经周期短于21天叫月经频发，超过35天叫月经稀发。如果前后几次月经周期时间变化超过7天就属于月经不规律，比如前一次月经周期是30天，后一次月经周期38天，那就说明月经不规律。如果月经来潮时间超过7天，那就叫经期延长。如果感觉经量很多，影响到自己的正常生活，那就叫月经过多；反之，如果自我感觉经量较以往明显减少，呈点滴状，那就叫月经过少。以上这些全部都是异常子宫出血的表现模式。

▶ 哪些原因会引起异常子宫出血？

引起AUB的原因非常多，医学上习惯分为9种。由于器质性原因导致的AUB有4种，即子宫内膜息肉、子宫腺肌症、子宫肌瘤、子宫内膜恶变和不典型增生。由于非器质性原因导致的AUB有5种，即血液系统疾病、排卵障碍、子宫内膜局部异常、医源性因素、未分类的因素。这样划分可以让医生更好地了解病因和选择治疗方式。

▶ 如何诊断异常子宫出血？

当觉得月经变得异常的时候，或者阴道不规则出血的时候，一定要及时去医院就诊。对于有过性生活史的女性，只要还没有绝经，医生一般都会建议去验HCG来排除怀孕。因为有些时候人们会把怀孕期出血误认为是月经失调，尤其是那些平时月经就不太规律的人更容易忽视。万一是流产或者宫外孕引起的出血，没有及时诊治可能会危及生命，千万不要掉以轻心或者心存侥幸。

在排除了怀孕引起的出血后，医生会进一步做妇科检查，看看血到底是不是来源于宫腔，有时候血液还可能来自尿道、肛门、阴道或者宫颈，这些都要一一排除。在排除了其他部位的出血后，明确是来自宫腔内的出血才可以诊断异常子宫出血。

这一步诊断还不够，还要进一步诊断是什么原因引起的异常子宫出血，也就是前文提到的9种。可以通过询问病史、妇科超声、血液检查以及组织病理学检查来进一步明确诊断。

▶ 明确诊断异常子宫出血后，该如何处理？

异常子宫出血的处理要依据具体病因、患者年龄、是否有生育需求以及基础疾病等因素综合考虑。常规的治疗方法包括观察、药物治疗以及手术治疗。具体情况具体分析，一定要在专业医生的指导下治疗，听从医生的建议。对于异常子宫出血的患者，治疗后的长期管理是非常重要的，许多女性会认为这次血止住了就行了，后面顺其自然，异常子宫出血如果不长期管理很容易反复发作，所以医生在首次治疗之后，往往会建议大家继续维持治疗一段时间，以免再次发生不规则出血。

小 贴 士

异常子宫出血是大部分女性一生中都会遇到的情况，出血模式多种多样，导致出血的病因也非常多，不要忽视异常的出血，这有可能是疾病的信号。根据病因的不同，出血的治疗方法也会有所不同。要根据患者年龄、生育要求、避孕要求、基础疾病等选择不同的治疗方式。

（包州州）

经前期综合征的烦恼

· · · · · · · · · · · · · · · · · 病　　例 · · · · · · · · · · · · · · · ·

　　小美是一位22岁的女性，她的"大姨妈"一向很规律，从来没有让她操心过。可是自从今年毕业季开始，在月经来之前的7～10天，她发现自己会出现不同程度的情绪变化，如烦躁、焦虑、易怒，严重的话还会有失眠、头痛，以及自觉脸部肿胀和乳房胀痛，甚至影响了她的日常生活和学习。但在月经来了之后，这些困扰她的问题竟然就奇迹般地消失了。她也很困惑，感觉像是生病了，但又不像，只好求助于医生。医生仔细询问她的情况后，也做了一些检查和化验，判断是经前期综合征。

▶ 什么是经前期综合征？

　　经前期综合征（PMS）是指女性在月经前7～14天（即月经周期的黄体期），反复出现一系列精神和心理的不适症状。该病是育龄期女性发病率较高的疾病之一，同时也是一种与生理和社会心理等综合因素有关的疾病。临床症状表现多种，主要有注意力不集中、疲劳、烦躁易怒、失眠、紧张、压抑以及头痛、乳房胀痛、脸部水肿、体重增加等，严重者可影响正常生活。这些不适在月经来

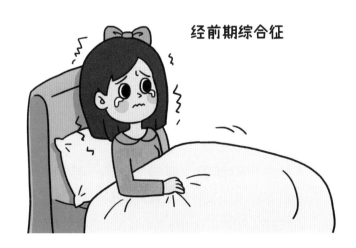

经前期综合征

潮后可以迅速消失。PMS是一种生理和社会心理等综合因素导致的疾病，可能与女性性激素和其他神经内分泌因素有关，心理因素对经前期综合征的发生也有一定影响。

▶ PMS 听起来不是什么大病，不用治疗也行吧？

经前期综合征的症状大多数情况下并不严重，仅表现为在月经来潮前1～2周内反复出现的精神和心理的不适，可以在自我调节和休息后好转，无须特殊治疗；但当这些表现加重，严重影响正常的生活和学习时，就需要就诊和治疗。同时，当出现严重的头痛、头晕时，还要考虑是否有神经系统疾病，也需要及时就诊进行鉴别诊断。乳房胀痛和脸部浮肿问题也需要考虑有无乳腺增生或结节、肾功能是否正常。特别提醒的是当合并有严重的焦虑和紧张情绪不能缓解，甚至是出现抑郁状态时，应及时到医院心理科就诊咨询。每年定期的健康体检对经前期综合征的诊断也有一定帮助。

▶ 每个月都得发作一次，很影响生活和工作，该怎么治疗呢？

经前期综合征一般是不需要治疗的，但频繁且症状严重的经前期综合征是需要治疗的，治疗目的是缓解或消除身体和心理不适症状，减少对个人日常的生活、学习和工作以及人际交往的影响。PMS的治疗是综合治疗，需要自己和医生的共同努力，在月经中期即黄体期开始时要注意避免焦虑紧张、有意识地分解压力，改善睡眠环境；饮食方面以清淡食物为主，并注意低盐低糖饮食。在药物选择上，可以在医生指导下酌情选择抗焦虑药、助眠药、口服避孕药等，同时对于伴有焦虑、抑郁等情绪问题者，可以进行心理咨询和治疗。在日常生活中要做好工作学习与生活的平衡，保证有良好的睡眠质量，并注重安排适宜的运动。温和的有氧运动可以减缓压力和焦虑情绪，改善睡眠。根据自身情况，每周可以合理安排2～3次的有氧运动，每次30分钟左右，可以改善体力、精神和情绪状态。

▶ 不想每个月都要"变身"一次，患者可以做些什么预防呢？

经前期综合征与女性性激素和其他神经内分泌因素有关，心理因素对其发生也有一定的影响。因此，在黄体期的日常生活中患者要保持生活规律，作息有序，不应熬夜，值夜班的女性在下班后要补充睡眠，长期睡眠时间不足或入睡困难、早醒可以引起自主神经功能和内分泌功能紊乱，也可以导致精神焦虑、抑郁，如紧张不安、情绪低落等。长期睡眠不足对身体健康的影响必须予以重视，改正不良的生活习惯，必要时去医院神经内科、精神心理科就诊，可应用镇静催眠药辅助睡眠。饮食结构合理有度，不能暴饮暴食，尤其避免摄入过多的碳水化合物和糖分，通过适当的运动和良好的人际关系缓解焦虑和紧张，遇到问题时多思考分析，寻求帮助，不要一味苛求自己，以免加重心理负担。合理分配学习和工作任务，同时也可以通过放松疗法、运动疗法进行缓解。

▶ PMS在每次月经前都出现，会对患者以后怀孕有影响吗？

女性能否怀孕的影响因素很多，其中女性性器官的正常发育和卵巢规律的排卵是主要前提条件。青春期后的女性在体内的促卵泡生成激素、促黄体生成素及雌激素的共同作用下，内外生殖器迅速发育，同时卵巢产生的卵子开始发育成熟并排卵，女性具有生育能力。PMS发生在卵巢排卵之后，并不影响受孕。95%的女性都经历过不同程度的PMS，较为常见。经过诊断明确是PMS，可以通过自身调节、药物和治疗干预得到有效的改善，并且PMS是发生在月经中期卵泡发育成熟排出后的黄体期，只要有排卵就会有怀孕的机会，因此PMS是不会影响以后怀孕的。

小 贴 士

当您在月经前反复出现情绪波动、乳房胀痛、头痛、水肿、失眠等问题，但在月经期会消失，那可能是经前期综合征导致的，它是一种育龄女性的常见疾病，在月经来潮前7～14天至月经期，需要更加关注自己的心理和生理的变化，注意心情稳定、避免焦虑、注意饮食结构合理，并听从医嘱治疗，就可以远离经前期综合征的困扰。

（高 华）

她才 30 岁，怎么就
"早更" 了

· · · · · · · · · · · · · 病　　例 · · · · · · · · · · · · ·

　　晓雯今年30周岁，结婚4年了，今年准备要一个小宝宝，之前一直用安全套进行避孕，但今年开始备孕，到现在半年多了仍然没有怀孕，很着急！她的月经是规律的，也没有痛经，每年的健康体检也没有发现有什么问题。她和老公一起去医院进行检查，精子和妇科检查均是正常的，却发现她的卵巢功能出现问题，没有排卵，是"早更"（早发性卵巢功能减退）。

▶ 什么是早发性卵巢功能减退？

　　早发性卵巢功能减退是女性在40岁之前出现的卵巢功能减退，表现为月经异常（闭经、月经稀发或频发至少4个月以上）、促性腺激素水平升高（FSH＞25 U/L，至少2次，间隔4周）、雌激素水平波动性下降。早发性卵巢功能减退的发病率为30岁以下0.1%，40岁以下1%。根据是否出现自发月经，分为原发性卵巢功能减退和继发性卵巢功能减退。早发性卵巢功能减退的病因复杂，有遗传因素、免疫、感染、环境和医源性因素，绝大多数原因不明，为特发性卵巢功能减退。早发性卵巢功能减退导致女性的生育能力下降，也反映了和同龄人比较过早进入了围绝经期。研究表明女性早发性卵巢功能减退的发病率越来越高，并且越来越年轻化。

▶ 她的月经还很规律，怎么卵巢功能就减退了呢？

　　早发性卵巢功能减退患者从卵巢储备功能下降到卵巢功能衰竭，是需要一个过程的，通常有 3 ～ 5 年的过渡期。在卵巢功能减退早期，月经表现无异常，即月经周期、经色、经量均正常，但此时的生育能力已经开始下降，表现为备孕困难、排卵障碍性不孕。随着疾病发展，卵巢功能进一步减退，伴随雌激素下降会出现月经异常，月经提前、经量减少直至月经延迟、闭经。月经失去正常的规律性，会出现潮热出汗、生殖道干涩、性欲减退、骨量减少、骨质疏松以及情绪认知改变等。早发性卵巢功能减退人群会有很长时期处于低雌激素水平，因此早发现、早治疗非常重要。

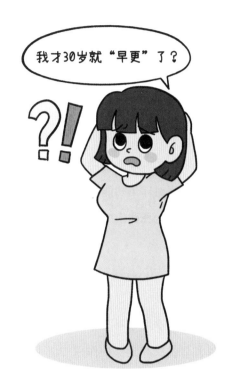

▶ 早发性卵巢功能减退是不是就不能生育了？

答案是还有机会，但要尽早！早发性卵巢功能减退代表卵泡正常发育及排卵能力下降，自然受孕的可能性会减少，但在早期也会有偶发排卵，因此仍然有 5% ～ 10% 的自然妊娠机会；也可以通过药物促进排卵增加受孕机会，或通过辅助生育技术提高受孕概率。随着时间延长，卵泡数量快速消耗，生育能力进一步下降，辅助生育技术也"回天乏术"。因此，有生育需求的准妈妈们应在最佳生育年龄之前完成生育计划，避免可能的卵巢功能减退所带来的生育难题。

▶ 怎样才能判断自己的卵巢功能是否已经开始下降了？

评估卵巢功能需要在医院进行，医生通过询问年龄、月经史、生育史，结合辅助检查包括妇科 B 超、血性激素检测做出综合判断。血抗米勒管激素（AMH）下降、促卵泡生成素（FSH）升高、窦卵泡数（AFC）下降者，在月经出现异常变化之前，生育能力往往已经开始下降。

▶ 怎样预防早发性卵巢功能减退的发生？

卵巢功能减退与多种因素有关，除遗传因素外，可能的影响因素有代谢性、自身免疫性、医源性、病毒性等，包括不良的生活习惯、环境污染、半乳糖血症、抗磷脂综合征，以及肿瘤疾病使用的放疗、化疗、恶性妇科疾病手术、卵巢手术等。日常生活中我们应避免熬夜、吸烟和酗酒，因吸烟和酗酒会引起卵母细胞的丢失并损伤性腺轴的功能，加速卵巢功能减退。同时，应避免体重的过度增减。保持乐观心态、维持心理健康对卵巢功能是有益处的。因疾病需进行妇科手术或放化疗者，可以根据个体情况酌情选择卵泡冻存、胚胎冻存、卵巢组织冻存等方法，以保留生育能力。

▶ 早发性卵巢功能减退该如何治疗？

早发性卵巢功能减退的发病机制尚不明确，目前尚无有效的方法恢复卵巢功能。治疗方法有激素补充治疗（HRT），HRT可以缓解体内的低雌激素症状，同时对心血管和骨健康起到保护作用。由于早发性卵巢功能减退患者会长期处于低雌激素状态，因此在无禁忌证和慎用情况时应尽早开始标准剂量的HRT。药物方面强调天然和接近天然的雌孕激素制剂，需要经专业医生评估后决定如何使用。药物有口服、经皮、局部等剂型，改善泌尿生殖道萎缩症状时可经阴道局部补充雌激素。HRT期间需每年定期随访，重新评估用药的安全性、依从性、满意度、不良反应，必要时调整用药方案。治疗还有非激素治疗，对于存在激素使用禁忌证或不宜接受HRT的患者，可选择其他非激素制剂来缓解低雌激素症状，有植物类药物、植物雌激素、中医药等。

小 贴 士

当发现月经出现异常，失去原有的规律性，或没有采取避孕措施半年多也没有怀孕时，应警惕是否存在早发性卵巢功能减退的问题。卵巢功能减退代表卵巢卵泡数量的减少和质量的下降，因此有生育要求的已婚女性可以就医评估卵巢功能，在适宜年龄及时完成生育计划，已有卵巢功能减退的女性可以尝试通过药物促进排卵或借助辅助生育技术来提高生育概率。

（高　华）

她这是更年期了吗——
围绝经期综合征的症状及危害

　　玲娣今年48周岁,近半年来还有月经,但已经不正常了,主要是月经间隔延长,本来1个月一次,现在延长到2～3个月一次,而且量也少了;同时出现了更年期表现,包括情绪不稳定、易怒、经常潮热出汗、睡眠差、浑身乏力、注意力不集中。家人都说她到更年期了,劝她早点去看医生,带着困惑她来到医院更年期门诊求医。

▶ 什么是更年期?

　　更年期是我们使用的俗称,1994年起世界卫生组织(WHO)提出废弃"更年期",推荐使用"围绝经期"一词。月经永久性停止12个月以上,在排除妊娠后则可以诊断为绝经。围绝经期是指女性绝经前后的一段时期(一般从45岁左右开始至停经后12个月内的时期),包括从接近绝经出现与绝经有关的内分泌、生物学和临床特征起,至最后一次月经的后一年。这里需要强调一点,绝经的真正含义并非指月经的有无,而是代表了卵巢功能的衰竭。女性绝经的年龄平均为49.5岁,近年来由于生活节奏快、工作压力大,有些女性进入围绝经期有提前趋势。

▶ 如何判断是否到围绝经期了?

　　首先,观察月经有无异常改变,大多数围绝经期发生于45～50岁,一直规律的月经出现异常,主要有月经提前、延后或非月经期异常出血,当在近10个月内反复出现邻近月经周期长度变异≥7天时，就要考虑是否开始进入围绝经期；其次，观察有无更年期常见的临床表现，如潮热出汗、烦躁易怒、睡眠障碍、骨痛等。但更为准确的判断可以到医院进行性激素水平检测，检测指标主要有雌激素（E_2）、促卵泡生成素（FSH）、抗米勒管激素（AMH）。通过医生的问诊、检查、检验，同时也需要排除妊娠、肿瘤、甲状腺疾病、药物等可能因素，才能综合判断是否进入了围绝经期。

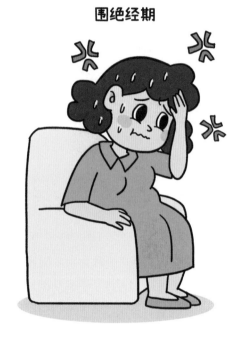

围绝经期

▶ **围绝经期女性会出现哪些表现？**

围绝经期综合征是指女性在绝经前后，由于体内的雌激素水平波动性下降所致的以自主神经系统功能紊乱为主，伴有神经心理症状的一组症候群，多发生于45～55岁。

围绝经期是女性生命过程中一段正常的生理变化时期，主要表现如下。

（1）月经异常：月经失去原有规律，表现为月经期提前或延后，也有数月不来月经，再来月经的量明显增多或淋漓不净，甚至出现贫血。

（2）自主神经功能紊乱：主要表现为面部潮红发热、出汗等血管舒张症状，主要集中在前胸、脖子、面部及后背；伴有情绪不稳定，表现为易怒、紧张、失眠、胸闷心悸。有的人会出现情绪低落、抑郁，多数人存在记忆力减退、反应能力下降。

（3）体重及皮肤改变：雌激素水平下降导致体内糖脂代谢异常、新陈代谢变缓，易于出现血脂增高，脂肪在腹部和臀部的堆积（即向心性肥胖），体重增加，同时皮肤皱纹增多、失去弹性。

（4）泌尿生殖道改变：体内雌激素水平下降后，生殖器官开始萎缩，泌尿生殖道的黏膜上皮变薄，对外界细菌及微生物的抵抗力下降，同时阴道内乳酸杆菌数量下降，使正常的酸碱平衡紊乱，易出现老年性阴道炎，尿路感染，阴道干涩，外阴阴道疼痛、瘙痒，性交痛，反复发作的萎缩性阴道炎，反复下尿路感染、夜尿增多、尿频尿急等，伴有压力性尿失禁，严重影响生活质量。

▶ 围绝经期没有明显不适，是不是就没有问题了？

围绝经期综合征有近期表现和远期表现，当近期表现不明显或经过治疗明显缓解时，千万不要忽略可能的远期危害。

（1）心血管系统：情绪变化使血压易于波动，长期的糖脂代谢紊乱、体重增加、血脂升高，可能会引起高血压、动脉粥样硬化、脑卒中，从而使绝经后的冠心病发病率上升。

（2）骨量减少及骨质疏松：女性在失去雌激素保护后，骨生成减少，骨吸收增加，骨钙减少，如不及时合理补钙，可导致骨量快速下降和骨质疏松，出现腰背疼痛、身高缩短、脊柱弯曲、行走登高困难，易发生脊柱压缩性骨折、上下肢骨折，骨折会严重降低生活质量。

小 贴 士

绝经是指女性的卵巢功能耗竭后月经永久地停止，包括从月经开始不规律至最后一次月经后的12个月，女性绝经的年龄平均为49.5岁。围绝经期综合征是随着雌激素水平波动性下降所出现的与绝经有关的内分泌、生物学和临床特征。围绝经期会出现近期和远期的问题，包括月经异常、潮热盗汗、情绪异常、烦躁易怒、失眠、胸闷心悸，以及腰背酸痛、骨质疏松、骨折、冠心病等，可以通过综合治疗顺利度过围绝经期，详见下节内容。

（高　华）

如何才能顺利度过更年期
——围绝经期综合征的治疗

　　林霜，今年51周岁，半年多不来月经了，经常会有潮热出汗，而且失眠，吃安眠药也无济于事。她家住在5楼，以前爬楼不费力，现在爬到2楼就得歇一歇，出门一次上下爬楼梯实在吃不消，回家得休息半天才能有力气做家务。她的脾气也不好了，这一点其实她自己也知道，但就是遇事的时候控制不了，发完脾气就后悔，但下次还是一样，家里人都对更年期的她敬而远之。这让她很是烦恼，该如何做才能顺利度过更年期呢？

▶ 为什么会出现更年期综合征？

　　更年期综合征也叫围绝经期综合征，由于卵巢功能下降直至耗竭，体内的雌激素水平出现波动性下降，会出现多种绝经相关症状、组织萎缩退化和代谢功能紊乱，导致一系列身心健康问题。主要有自主神经功能紊乱和情绪障碍、泌尿生殖道萎缩、骨代谢障碍等，出现潮热出汗、烦躁抑郁、失眠、心悸、乏力、骨痛等，这些问题需要明确诊断后给予个体化对症治疗，包括绝经激素治疗（MHT）等。

▶ 怎样治疗围绝经期综合征是最好的？

　　当出现围绝经期综合征并给生活和工作带来困扰时，意味着已经需要开始治疗。围绝经期综合征的治疗方法有很多种，每个人的围绝经期表现不一样，需求也各不相同，所以治疗不存在"最好"，只有适合自己的个体化治疗才是最优选择。

当面临更年期问题时，需要到正规医院进行评估，包括全身健康状况，有无基础性疾病如糖尿病、高血压、甲状腺疾病、肿瘤性疾病、免疫性疾病及感染等。妇科医生会进行性激素检测和妇科B超、宫颈筛查，专用的围绝经期症状评分表能够准确评估更年期的各种问题及其严重程度。在明确围绝经期综合征诊断并对整体健康状况有全面了解后，医生会根据症状和需求制订个体化的治疗方案：有的患者月经失调，希望恢复月经的正常规律，会给予雌孕激素调节；当有潮热出汗时，会给予激素补充治疗或传统中药治疗；情绪障碍时，会给予心理评估和疏导，必要时给予镇静安眠药；有糖脂代谢紊乱，出现糖尿病、血脂增高、冠心病时，会给予控制体重的指导、降血糖、控制血脂血压和保护心脏的治疗；反复阴道和尿路感染时，会给予抗生素和局部雌激素治疗；对于骨量减少和骨质疏松患者，会给予钙剂、维生素D、双膦酸盐制剂等。

▶ 绝经激素治疗适合每个人吗?

虽然围绝经期综合征是雌激素下降所引起的，但并不是每个围绝经期的女性都适合使用雌激素，绝经激素治疗是有适应证的。① 绝经相关症状：月经紊乱、潮热、多汗、睡眠障碍、疲倦、情绪障碍（如易激动、烦躁、焦虑、紧张、低落）等。② 生殖泌尿道萎缩相关问题：阴道干涩，外阴阴道疼痛、瘙痒，性交痛，反复发作的萎缩性阴道炎，反复下尿路感染，夜尿、尿频、尿急等。③ 低骨量及骨质疏松症：存在骨质疏松症的危险因素及绝经后骨质疏松症。MHT可作为预防60岁以下及绝经10年以内女性骨质疏松性骨折的一线选择。

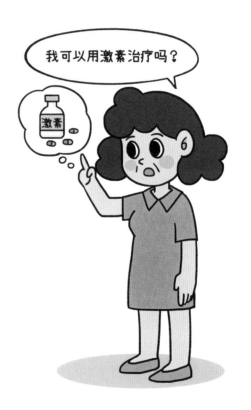

我可以用激素治疗吗?

激素

▶ 哪些情况下不可以使用绝经激素治疗？

绝经激素治疗是有禁忌证的，当有以下情况时不可以进行激素治疗，包括已知或怀疑妊娠、原因不明的阴道出血、已知或可疑患乳腺癌、已知或可疑患性激素依赖性恶性肿瘤、最近6个月内患活动性静脉或动脉血栓栓塞性疾病、严重肝肾功能不全、血卟啉症、耳硬化症、脑膜瘤（禁用孕激素）。所以，在开始进行绝经激素治疗之前，需要进行全面的健康评估，目的是安全使用激素治疗以获得最大收益，避免相应风险。

▶ 激素治疗会导致乳腺癌吗？

这是大家都关心的问题，同样医生也很关注，目前研究发现MHT引起乳腺癌的风险很小，治疗结束后风险逐渐降低。乳腺癌风险增加主要在于激素治疗中添加的合成孕激素，并与孕激素应用的持续时间有关。如今激素治疗药物所选用的雌孕激素是天然或接近天然的，优化了对代谢和乳腺的影响，与之前合成的孕激素相比，天然或接近天然的孕激素风险更低。在进行激素治疗之前和过程中均需要对乳腺进行全面评估，排除乳腺肿瘤后才可以开始和继续使用。

小 贴 士

围绝经期综合征困扰患者的生活，需要给予医学指导和综合治疗，包括合理饮食、保持良好心态、适量运动、戒烟限酒、补充钙剂和维生素D等。对适宜人群给予MHT，在治疗前和过程中应定期进行全面健康检查，进行受益和风险的评估，在知情同意的前提下进行。对不适合激素治疗的人群可以给予非激素治疗，如植物药、中成药和生活方式指导等。治疗目的是缓解围绝经期症状，提高和改善更年期的整体生活质量。

（高 华）

没有怀孕生娃却泌乳？当心问题出在脑子里

病　例

医生在门诊接诊一个26岁年轻姑娘，她一进门就关上了门，非常害羞，然后压低声音说："医生，我身上发生了一件怪事。我还没结婚，但最近发现两边的乳房会有白色的液体流出来。我又没怀孕生孩子，怎么会泌乳呢？是不是很奇怪？"

下面就给大家普及一下为什么没怀孕生娃却会泌乳。异常泌乳的出现必然和催乳素的升高相关。各种原因导致血清催乳素持续升高的状态，称为高催乳素血症。

▶ 催乳素是什么？

催乳素（PRL）是由腺垂体嗜酸性细胞所分泌的一种蛋白质类激素。女性在怀孕后期及哺乳期时催乳素合成旺盛，以促进乳房发育及催乳。另外，催乳素还有促进性腺发育、调节月经、调节免疫功能等作用。

催乳素在体内以不同的分子形式存在，有小分子催乳

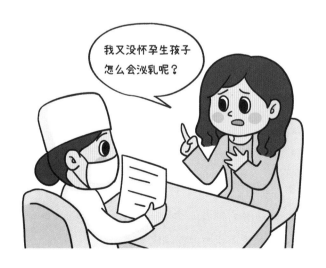

我又没怀孕生孩子
怎么会泌乳呢？

素、大分子催乳素和大大分子催乳素。其中，小分子催乳素占了总量的约80%，生物活性和免疫活性均最高；大分子催乳素和大大分子催乳素各占8%～20%和1%～5%，生物活性减低，但免疫活性不变。因此，催乳素水平与临床症状可能并不一致。

▶ 催乳素为什么会升高？

（1）生理性升高：催乳素呈脉冲式分泌，与睡眠关系密切，入睡后会很快升高，早晨醒前达高峰，醒后1小时迅速下降，上午9～11时进入低谷。另外，进餐30分钟内催乳素分泌会增加50%～100%。不仅如此，催乳素还会在运动、精神紧张、乳头刺激等情况下会分泌增多。

因此，一般我们会建议检查催乳素需要在早上9时左右、空腹（或碳水化合物早餐）、清醒状态、静坐半小时、情绪稳定的情况下抽血检查，以排除生理因素对检测结果的影响。

（2）病理性升高。① 下丘脑疾病：颅咽管瘤、神经胶质瘤、脑膜炎等病变，或颅脑放疗后影响下丘脑功能，导致催乳素分泌异常。② 垂体疾病：是引起高催乳素血症最常见的原因，以垂体催乳素瘤最常见，1/3以上患者为垂体微腺瘤（直径＜1 cm）。另外，促生长激素腺瘤、促肾上腺皮质激素腺瘤、空蝶鞍综合征也可使血清催乳素升高。③ 系统性疾病：如甲状腺功能减退、多囊卵巢综合征、肝肾功能衰竭以及一些恶性肿瘤、子宫内膜异位症都可能会导致催乳素升高。

（3）药物性升高：一些药物的使用会引起高催乳素血症。常见的药物有激素类药物（如雌激素、口服避孕药）、多巴胺受体阻断剂（如抗精神病药物、地西泮等）、H_2受体阻断剂（如吗丁啉、西咪替丁等）、抑制多巴胺代谢的药物（如吗啡、可卡因等）。

（4）特发性升高：一般为轻度升高并伴有临床症状，其余检查均未发现异常。发病原因可能为催乳激素细胞弥漫性增生所致，疾病具有自限性。

▶ 催乳素升高有什么症状？

（1）异常催乳：指非妊娠期或停止哺乳＞6个月仍有乳汁分泌，发生率约90%，是高催乳素血症的主要临床表现。

（2）月经失调：生育年龄患者可表现为月经量少、月经周期延长甚至闭经。有些患者还会出现性功能改变，性欲减退。一些多囊卵巢综合征患者同时还会合并肥胖、痤疮、多毛等症状。

（3）不孕不育：催乳素升高会抑制排卵，导致患者不孕。

（4）肿瘤压迫症状：颅内肿瘤所致的高催乳素血症，当肿瘤增大明显时可出现头痛、眼花、呕吐、视野缺损等症状。

另外，部分男性也会泌乳，这当然不是因为怀孕或哺乳。对于男性而言，高催乳素血症症状不仅有乳房发育，还会有勃起功能障碍、性欲减低、精子质量下降和不育。男性的高催乳素血症要首先考虑是不是"脑袋"出现问题。

▶ **怎么治疗催乳素升高呢？**

如果是生理性因素或药物因素引起的催乳素升高，仅需消除该因素后复查即可。若为病理性因素引起的高催乳素血症，应明确病因后根据患者的催乳素水平、临床症状、生育要求等选择治疗方式。

① 随访观察：对于血催乳素 < 100 ng/mL、催乳量少、有规律排卵月经、无生育要求的患者，可定期随访观察。② 药物治疗：首选多巴胺受体激动剂，如溴隐亭、卡麦角林等药物。③ 手术治疗：当垂体肿瘤产生明显压迫及神经系统症状或药物治疗无效时，应考虑手术切除肿瘤。④ 放射治疗：对于一些侵袭性大腺瘤、术后肿瘤残留、复发、不能坚持服药、不愿手术、不能耐受手术者，可考虑放射治疗。⑤ 原发病治疗：如甲状腺功能减退、肝肾功能衰竭、多囊卵巢综合征等引起的高催乳素血症，需要针对原发病进行治疗。

小 贴 士

如果您出现催乳素指标异常，既不要担心焦虑，也不要疏忽大意，及时到医院就诊，让医生用专业的知识为您答疑解惑，保驾护航。

（包州州）

饱受痛经折磨？让医生为您支招！

· · · · · · · · · · · 病　　例 · · · · · · · · · · ·

　　这两天小居来月经痛得在床上打滚，打电话给男朋友诉苦，可男朋友却说："那就多喝点热水吧。"小居听了火冒三丈，这是什么"渣男"言论，她都这么痛了，却只让她喝热水，喝热水有什么用！最后，小居在男朋友的陪伴下到医院就诊，医生给她检查之后跟她说："痛经的时候喝点热水，的确有助于缓解痛经，当然痛得厉害还是要用药治疗的。"男朋友说的话居然还有点道理，那为什么女孩会痛经呢？

▶ **女孩为什么会痛经？**

痛经分为两类，即原发性痛经和继发性痛经。

（1）原发性痛经：原发性痛经是指没有器质性病变的痛经，也就是没有具体的疾病，只是一种症状。原因可能与体内前列腺素这种激素分泌过多有关，前列腺素会引起子宫过度收缩，血管痉挛，局部缺血缺氧，从而引起下腹疼痛。不仅如此，前列腺素还会引起恶心、呕吐、头痛等症状。

痛经的表现是全身的各种不适和疼痛交织。如果您的女朋友或者老婆在月经期异常烦躁、脆弱、情绪反复，请体谅她，多多顺着她吧，因为她实在是太煎熬了。

（2）继发性痛经：继发性痛经是指由器质性病变所导致的痛经，也就是存在具体的疾病，最常见的就是子宫内膜异位症和子宫腺肌病。

子宫内膜异位症是指具有生长能力的内膜组织长在内膜之外的其他部位，最常见的是卵巢，每次来月经子宫内膜脱落出血，卵巢上的内膜也在出血，久而久之就形成了内含褐色液体的囊肿，俗称"卵巢巧克力囊肿"。

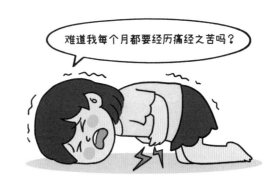

难道我每个月都要经历痛经之苦吗？

当然，子宫内膜还可能异位在其他位置，比如盆腔深部，这样容易造成性交痛；又比如肠道、输尿管、膀胱、肺部、鼻腔以及剖宫产腹壁切口处等，这些部位每个月也会来"月经"，周期性出现便血、尿血、咯血、流鼻血、剖宫产切口疼痛等。

子宫腺肌病其实就是子宫内膜及腺体侵入子宫肌层的一种疾病，和子宫内膜异位症的本质是一样的。

所以，一般来医院看痛经，建议做B超检查，看看是否存在器质性病变，这样就能知道是原发性痛经还是继发性痛经。病因不同，治疗方法也就不同。

▶ 怎么治疗痛经？

（1）止痛药：如布洛芬、萘普生等非甾体抗炎药（NSAID），可以有效降低血中前列腺素水平，起到缓解痛经的作用。也许有人会问："每次都吃止痛药会不会依赖啊？"当然不会！不过这种药可能会有点胃肠道刺激症状，可以选择在饭后服用，减轻这种不良反应。还有一些药（例如吲哚美辛栓）是可以放进肛门止痛的，效果也非常好，同时也避免了对胃肠道的刺激。

（2）口服避孕药：避孕药可以有效抑制排卵，抑制子宫内膜生长，减少前列腺素生成，明显缓解痛经；同时还能避孕，使月经规律；有的还能减少痘痘的产生，对于经量过多的人还可以减少月经量。神不神奇？口服避孕药就是这样一种"神药"，如果能正规使用，好处多多。

但是，有些患者是不适合服用避孕药的，会发生血栓或使原有基础疾病加重。因此，在服用前一定要去医院咨询医生。

（3）中医中药：中医学是非常伟大的医学，对西药有禁忌的患者也可以选择中医治疗，包括针灸、推拿等，中药治疗痛经的原理比较复杂，主要是以通调气血为主。中药汤剂或者中成药都可以考虑使用。

（4）手术治疗：对于继发性痛经，如果药物治疗效果不佳，可以考虑行手术治疗，比如子宫内膜异位囊肿切除、全子宫切除等。具体手术方式要根据患者年龄、病情、生育需求等综合考虑。对于子宫腺肌病患者，如不想切除子宫，还有一些其他选择，例如注射促性腺激素释放激素激动剂、放置曼月乐环、高强度聚焦超声（HIFU）消融术等，都可以有效控制疾病进展，改善痛经。

（5）其他：保持良好的生活习惯、充足的睡眠，避免熬夜，适当运动，戒烟戒酒，保持心情愉悦，避免焦虑、精神压力过大，避免经期食用冰冷食物等。

▶ 多喝热水、红糖水，用暖宝宝、热水袋到底有用吗？

其实这些经典的方法对缓解痛经还是有点帮助的。多喝热水可以让身体暖和，扩张血管，俗话说"通则不痛"，其实就是这个道理。红糖水的作用与喝热水的道理是一样的，至于为什么要加红糖，大概是安慰剂效应。贴暖宝宝和放热水袋都可以让下腹部温度升高，有助于血管舒张，进而缓解痛经。研究发现，热敷的效果与止痛药不相上下，所以暖宝宝和热水袋可以准备起来，但要注意预防烫伤。

▶ 痛经不要紧，生宝宝后就会好吗？

女性怀孕后就不会再排卵，不会来月经，直到分娩后；如果选择继续母乳喂养，那更是很长一段时间内都可以远离痛经的困扰。而且如果顺产的话，宫颈经过有效扩张，今后月经血会更顺畅流出，对于因为宫颈口狭窄导致痛经的患者就会有很明显的改善作用。所以，老一辈经常说"痛经不要紧，生完孩子就不痛了"，也是有点道理的。

小 贴 士

痛经真的是许多女性的梦魇，虽然不能摆脱月经，但至少可以降服痛经。首先，找到原因；其次，选择治疗方法，方法多种多样，"黑猫白猫，能抓老鼠就是好猫"，只要对您痛经有效，同时又适合您的，那就是好方法。

（包州州）

性激素检查报告单
到底怎么看

近日，28岁的郭女士来到妇科门诊，拿着一张性激素化验报告单，很紧张地说："医生，您看，我的激素化验结果显示孕酮很低很低，这是不是意味着我不能怀孕啊？我要不要补充点孕酮啊？"医生看报告单后却对她说："您的激素结果很正常，好好备孕就行了，不需要补充孕酮。"这是怎么回事呢？为什么孕酮低却不用补？明明是按照参考值范围来解读的，问题出在哪里？

▶ **什么是性激素检查？**

性激素检查其实是生殖激素检查的简称，一般临床中常用的指标包括6项：黄体生成素（LH）、促卵泡生成素（FSH）、雌二醇（E_2）、孕酮（P）、睾酮（T）、催乳素（PRL）。在月经周期的不同时间段，这些激素的水平是不同的，甚至在一天中的不同时段某些激素的水平也是不同的。所以，我们临床中常常会根据不同的需求，让患者在特定的时间段去抽血检查，比如要观察基础状态的激素水平，医生往往会让患者在月经的2～4天去抽血；如果要观察有没有排卵，就会让患者在月经的21天左右去抽血。

▶ **性激素检查结果怎么看？**

（1）黄体生成素（LH）：是由脑垂体分泌的一种激素，在基础状态下LH的正常值一般在5～10 IU/L，当然，不同医院的参考值范围会有细微的差别。如果LH明显低于正常值下限，那说明垂体或者下丘脑出现了问题，比如过度减肥或工作压力过大

性激素检查六项

黄体生成素（LH）	促卵泡生成素（FSH）	雌二醇（E$_2$）	孕酮（P）	睾酮（T）	泌乳素（PRL）

等原因导致的功能性下丘脑闭经。还有一种特殊的情况，就是怀孕的时候去检查LH也是显著降低的，这时候不要紧张，不必以为自己得了什么疾病，这是因为怀孕后体内雌孕激素水平升高，抑制了下丘脑的功能所导致的生理性下降。如果基础状态LH升高，则多见于多囊卵巢综合征、卵巢功能衰竭等情况。在排卵期LH会显著升高，平时所用的测排卵试纸就是检测尿液中的LH来判断是否有排卵的。

（2）促卵泡生成素（FSH）：是由脑垂体分泌的一种激素，FSH在基础状态下的参考值也是5～10 IU/L。如果FSH下降，与LH下降的临床意义类似，FSH如果显著上升且＞25 IU/L，间隔一个月复查仍超过25 IU/L，则考虑卵巢功能衰退；如果是10～25 IU/L，则考虑卵巢功能开始下降。

（3）雌二醇（E$_2$）：是由卵巢分泌的一种激素，在月经周期中水平波动非常大，在排卵期和月经后期会有雌激素高峰。如果在基础状态检测发现雌激素过低，多见于卵巢功能衰退，但别以为雌激素越高越好，基础状态的雌激素如果显著升高的话，也是卵巢功能开始减退的信号。

（4）孕酮（P）：是由卵巢产生的一种激素，在排卵后的一周达到高峰，所以检测是否排卵都是选择排卵后一周这个时间点。但在基础状态下，P值都是处于低值的，所以前文病例中郭女士担心自己P值太低不能怀孕是完全没有必要的，反而如果P值过高要担心是不是有其他疾病的存在，比如黄体萎缩不全或者一些先天性肾上腺皮质增生的患者。

（5）睾酮（T）：主要是由卵巢和肾上腺分泌的一种雄激素。不同医院的检测试剂不一样，所用的参考值范围也不一样。如果T升高，多见于多囊卵巢综合征、分泌雄激素的肿瘤甚至一些染色体的问题。

（6）催乳素（PRL）：由垂体分泌。大家可能以为PRL只有在怀孕哺乳的时候才会分泌，其实正常女性都会分泌一定量的PRL。但PRL是个波动性很大的激素，在睡眠、过饥过饱、运动等因素的影响下，PRL都会升高。所以，一般检测PRL时我们都要求患者在早上9～11时、静坐30分钟后再去抽血化验，就是为了排除外因对PRL水平的影响。PRL升高往往见于哺乳期、多囊卵巢综合征、垂体催乳素瘤等情况。

▶ 哪些情况下需要检查性激素？

如果出现月经周期延长或者显著缩短、月经量减少等情况，可以选择性激素检查，这时候除了性激素6项外，医生往往还会加做甲状腺功能和抗米勒管激素（AMH）检查，结合妇科超声的结果，可以发现大部分月经失调的原因。如果连续3个月经周期没来月经或者停经超过6个月就属于闭经，这时候可以直接抽血化验，而不用等到月经期的基础状态去抽血。

也许有备孕的女性会来医院要求检查性激素，其实只要是月经规律、经量正常且年龄小于35岁的女性备孕前并不是必须检查性激素的，可以先积极备孕，也可以配合基础体温监测或者测排卵试纸观察排卵时间，提高受孕概率。如果超过半年或者1年没有成功受孕再进一步做检查。如果年龄超过35岁，还是建议先查一下性激素，看看卵巢功能是否已经下降。

小 贴 士

性激素检查可以发现很多疾病和问题，但检测结果的解读却并不简单，可以说有点难度，并非只看报告单上的参考值。性激素水平在一天不同时间、月经周期的不同时间、人生的不同年龄段都有可能产生波动，且有不同的意义。所以，如果要检查性激素，一定要去医院找专业的医生解读，才能给出合理的解释和诊疗方案。

（包州州）

"女汉子"与"大姨妈"的爱恨情仇

·········· 病　例 ··········

　　小陈今年26岁，自打初一月经初潮后，这"大姨妈"就从没正常过，要么三五个月不来，要么来了就一直不走。这几年踏入职场之后，发现皮肤也越来越差，虽已青春不再，但"青春痘"始终不离不弃，还有愈演愈烈之势，上唇竟然还莫名其妙长出了"小胡子"，朋友们都开玩笑叫她"女汉子"，让她心里很不是滋味，只得求助医生。经过一番简单检查，医生判断困扰她的元凶就是多囊卵巢综合征（PCOS）。

▶ 什么是多囊卵巢综合征？

　　这是育龄期女性最常见的内分泌代谢疾病之一，多在青春期起病，以持续无排卵、雄激素增高以及卵巢多囊改变为特点，常表现为月经不调、多毛、痤疮、不孕、肥胖等。目前确切病因不明，与遗传、环境及生活方式均有关联。

▶ 多囊卵巢综合征听上去像是卵巢长了肿瘤，该不会要手术吧？

　　这个病名已经误导大家多年，其实多囊的"囊"并非"囊肿"，而是一堆长不大的小卵泡，在B超下就表现为一个个小"囊"，疾病也由此得名。随着研究逐渐深入，我们发现它对女性身体的影响主要在生殖（排卵障碍导致的月经不调和不孕症）和代谢（糖脂代谢异常、肥胖、心血管疾病）方面，因此已有专业机构将其更名为"代谢生殖异常综合征"。至于手术，确实有一种"卵巢打孔术"用来治疗它，但目前临床极少使用，所以大家大可不必担心手术问题。

▶ 听说得了PCOS就不能生育了?

这绝对是断章取义！PCOS确实存在排卵障碍问题，导致有些患者怀孕之路略显艰辛，但是只要能配合专业医生治疗，必要时辅以促排药物，怀孕并非"遥不可及"。可以负责任地告诉大家，如果没有其他导致不孕的因素存在（如输卵管堵塞、精子质量差），PCOS患者的怀孕概率接近健康女性。所以，该恋爱就恋爱，该结婚就结婚。

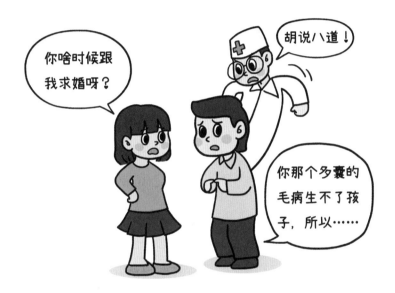

▶ PCOS看了好多年都没根治，难道是医生水平不行?

很遗憾，PCOS和高血压、糖尿病等慢性疾病一样，目前并没有治愈的方法，但只要配合医生治疗，是完全可控的，可取的态度是"战略上藐视它，战术上重视它"。

经常有患者会问："这个病究竟要看到什么时候？40岁？50岁？"答案是适时干预，终身管理。当然，终身管理并不意味着终身吃药，健康的生活方式、规范的随访、合理的用药，都属于管理内容。① 请不要抱怨为什么停药后月经总是不准，因为疾病特点就是如此；② 请不要质疑为什么总是叮嘱您定期复查、坚持锻炼，因为疾病特点就是如此；③ 请不要埋怨医生隔一段时间就要让您抽血甚至服药，因为疾病特点就是如此。

不就是月经不调、怀孕困难吗？没关系，这两点都不是什么大问题——

大错特错！PCOS可远不止这么简单。首先，它对女性健康的影响贯穿一生，除了影响月经和生育，它还会对血糖、血脂等代谢产生不良影响，最终引发肥胖、糖尿病、高血压、冠心病等疾病，还包括大家容易忽视的抑郁、焦虑等心理问题。不仅如此，由于长期不排卵造成雌激素持续作用，使得子宫内膜癌的发生率也明显增加。所以，为了您一生的健康，治疗PCOS绝不允许摆烂和躺平。

▶ 女孩才初三，医生竟然给她开避孕药?

这还真不是医生搞错了。虽然它名叫"避孕药"，但它的作用远不仅限于避孕，降低雄激素水平、调经、治疗痛经等都是它的治疗范围。避孕药安全使用对象的年龄可以低至初潮后的13～14岁女孩，家长大可放心。其实，短效避孕药在PCOS的治疗中非常普遍，因为它在降低雄激素水平和调理月经周期上有着无可比拟的优势。

还在担心短效避孕药的激素成分？其实大可不必，它所含的激素成分并非大家以为的那种可能造成明显肥胖甚至股骨头坏死的糖皮质激素，而是可以长期安全服用的小剂量性激素。而且，短效避孕药经过60多年的发展与改进，早已不会影响体重。

▶ 没得糖尿病，为什么总是查血糖，还要吃降糖药?

超过半数的PCOS患者存在胰岛素抵抗，而肥胖患者的发生率更高。胰岛素抵抗是身体发出的预警信号，提示对糖的利用能力已经出现问题，再不干预就将发展为糖尿病和心血管疾病。因此检查血糖和胰岛素是PCOS患者定期需要完成的"作业"，一旦"不及格"必须及时干预。至于常用处方药二甲双胍，并不会降低正常血糖水平，更不会造成低血糖，它只会提高身体对胰岛素的敏感性，帮您尽量远离糖尿病。

小 贴 士

当发现月经总是不正常，同时皮肤出现痘痘、出油、脱发或者多毛等症状时，就应该意识到，这可能就是多囊卵巢综合征的信号。虽然它很顽固，但只要能保持健康的生活方式并配合医生治疗，它是完全可控的。

（顾卓伟）

当大考遇到"大姨妈"

········ 病　例 ········

每年的五六月份，学生们都陆续进入紧张的复习阶段，迎接残酷的考试季。

"医生，我女儿下个月就要高考啦，算算时间正好就那两天来月经，每次都痛得要死要活的，您看能不能想办法让她考完试再来月经啊？"

"大夫，我女儿下个月要参加中考体育考试，好像正好那两天要来月经，您看看能不能帮忙避开？千万别影响她发挥。"

每年考试季，"推迟月经"都是个绕不开的话题，总有不少妈妈前来求助。言语之间仿佛她们孩子考试成绩的好坏、考上什么中学或大学，甚至今后人生之路成功与否，全都取决于医生的医术，不免让人瞬间"压力山大"。

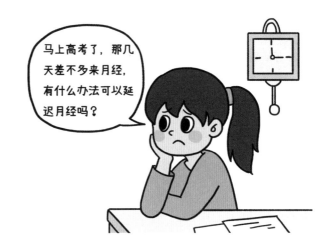

马上高考了，那几天差不多来月经，有什么办法可以延迟月经吗？

▶ 为了避开考试时间而服药延迟月经究竟有无必要？

这个问题，取决于学生在经期是否有明显不适症状，并无对错之分。如果一位女同学每次经期都伴有明显痛经，甚至出现恶心、呕吐、坐立难安，那势必会影响考试发挥，这种情况就可以考虑进行适当干预，或是经期止痛对症治疗，或是用药避开月经。

也有不少人对推迟月经这种做法嗤之以鼻，认为考试的时候"见红"意味着好运气，欢迎还来不及，何必这么矫情。这些朋友很可能没有经历过痛经的折磨。

▶ 有没有既安全又有效的推迟月经的方法？

方法自然是有的，虽不能保证"万无一失"，但还是比较靠谱的。目前最常用的药物有两类。

（1）短效口服避孕药：要看清楚，不是事后紧急避孕药（每盒仅1～2片的那种）。常见的有妈富隆、优思明、优思悦、达英等，一般为21～28片包装。避孕药是妇科内分泌大夫最常用的"兵器"，不仅本职工作完成非常出色——避孕效率极高，超过99%，而且有很多额外的优点，诸如调经、改善皮肤、缓解痛经、预防肿瘤、保护生育力等。

推迟月经的方法也很简单，最常用的方法是在月经后5天内任选一天开始服用，直至允许来月经时停药即可，月经大都在停药一周内"光顾"。举个例子，末次月经6月7日，因7月7日至8日考试，要求8日之后再来月经，故建议服药方案为：6月11日开始服药，每天一粒，连续服用至7月8日，随后停药，停药一周内来月经。

当然，如果您开始服药时已经超过了月经第5天也没关系，只要不是临近下次月经，它依然是相对比较靠谱的延迟手段。

（2）孕激素：常用的有口服或注射的孕酮，以及地屈孕酮片。每天注射孕酮针显然非常不便，一般不做推荐。口服药物建议在预计下次月经首日的7～10天前开始服用，连续服用至允许来月经时停药，停药后一般一周内来月经。还是前面那个例子，末次月经6月7日，因7月7日至8日考试，要求之后再来月经，推荐孕激素方案为：6月27日开始服药，连续服用至7月8日，随后停药，月经将在停药一周内来。由于该方法需要能够预计下次来月经的时间，因此更适合月经规律的女孩。

还有其他推迟月经的方法吗？

能够延迟月经甚至人为造成闭经的方法其实还有很多，比如米非司酮、炔诺酮等，但是安全性或有效性可能不及上述两种方案。

至于网上流传的"喝醋法""服用生冷刺激食物法"，那就纯属不靠谱的范畴，推迟月经失败事小，把胃肠道折腾坏就得不偿失了。

▶ 使用药物延迟月经会伤身体吗？

几乎每个人都会有这样的顾虑："这些都是激素，会不会伤害身体啊？""推迟以后，月经会不会变得乱七八糟啊？"

大家大可放心，上述两种方法并不会干扰之后的月经周期，如果真要说有影响的话，那就是对于原本月经不调的患者而言，如此用药反而有"调经"的治疗作用，只要本身没有用药禁忌证，完全可以放心服用。

既然这么安全，是不是可以随意使用啊？

首先，这个方法虽说安全，但也仅能偶尔为之，毕竟它干扰了本身可能正常的内分泌水平。

第二，必须留有足够的"提前量"，如下次月经已"近在眼前"甚至已经到访，那还是趁早断了延迟月经的念想，否则须服用较大剂量的激素才可能起效。

第三，每人对药物的反应不尽相同，因此不可能每次处理都"天遂人愿"，还是应做好"推迟失败"的准备，以免措手不及。

最后，千万不要随意自行购药推迟月经，毕竟还存在一部分不适合甚至是医学上不允许服用性激素的情况。因此应在正规医院经专业医生评估后，采用最合理、有效又安全的用药方案。

小 贴 士

服用避孕药推迟月经时需每天固定时间服用，切勿漏服，否则容易出血。有些避孕药如优思悦，包装内有安慰剂片（即白色的4片），需丢弃，连续服用活性片（粉色）即可。

（顾卓伟）

排卵期出血应对秘籍

病　　例

妇科门诊时，陈女士问："医生，我平时月经挺好的，怎么这次刚干净一个多礼拜，就又有一点点出血，到今天都快一个礼拜了还没走，听姐妹们说这个叫排卵期出血，不知道要紧吗？"医生答："既然说到了排卵期出血，那我先问问，您知道怎么判断排卵期吗？"陈女士："这个……虽然孩子都生了俩，可还真是不太清楚什么叫排卵期。"

▶ 什么叫排卵期出血?

女性的排卵日一般在下次月经来潮前的14天左右，排卵日的前后几天都称为排卵期。由于排卵后体内激素会出现短暂波动，导致子宫内膜脱落，也就表现为阴道出血，这就是排卵期出血。

排卵期出血一般历时数小时或2～3天，不超过一周，可自行停止，量一般明显少于正常月经量，可表现为点滴样或白带中带血丝。颜色从淡红到红色不等，有时仅为咖啡色分泌物。

▶ 如何判断是否排卵?

每当门诊遇到那些给自己诊断"排卵期出血"的患者，医生都会问同一个问题："您怎么确定自己一定有排卵呢？"这是个说简单也简单、说复杂可以很复杂的问题。很多人都认为，能来月经就一定有排卵！其实不然，因为不排卵一样会来月经，只不过不排卵的月经大多不规律罢了。

下面教大家几个判断排卵的方法。

（1）基础体温测定：在睡眠 6 ～ 8 小时后，每天清晨在没有外界干扰因素（不说话、不活动、不进食）的状况下测量体温，测量时间段大致固定。一般在月经前半周期时体温较低，一般不会超过 36.5℃，而排卵后会上升 0.3 ～ 0.5℃，并且该状态会一直持续到下次月经来潮。现在很多软件也提供记录和分析基础体温的功能，在完整记录至少一个周期后就能通过体温变化判断是否排卵。但对于很多每天早晨要定 3 个闹钟才起得来的朋友而言，无疑难度不小，不是三天两头忘记测量，就是经常含着体温表就继续睡了。

（2）排卵试纸：通过检测尿液中的黄体生成激素（LH）的峰值水平来预知是否排卵，外观及使用方法和验孕棒非常相似。如出现两条有色条带且检测线等于或深于对照线，表明已出现 LH 峰值，预示将在 24 ～ 48 小时内排卵，备孕者可酌情安排同房。优点是成本低、操作便捷且准确性尚可。

（3）B 超监测：可以直观、准确地判断排卵情况，包括了解卵泡的数量、大小、位置、形态以及内膜的厚度等，这些信息都无法通过基础体温和排卵试纸获得，但监测需多次往返医院，费时费钱。

判断排卵的方法

基础体温测定	排卵试纸	B超监测

▶ 月经周期比别人短，会不会因为排卵太频繁而提前衰老？

女性初潮时，卵巢中卵泡数量达 30 万～ 50 万个。每个月会有一批卵泡发育，其中只有一个优势卵泡可以完全成熟并排出，其余的均自行退化，如此算来，女性一生也只有400～500个卵泡有机会发育成熟并排出。所以，即使月经频繁，一年比别人多来两三次，也无非就是多排几个卵泡而已，对于那数以万计的"库存"而言，九牛一毛，更谈不上提前衰老。

▶ 排卵会有什么感觉？

（1）下腹疼痛：排卵时可出现下腹部坠痛或不适感，有时还可向腿部放射，即所谓的"排卵痛"，一般持续数小时。该症状并非所有人都有，因此不能据此判断是否排卵。

（2）阴道分泌物增多：女性会感到阴部潮湿，用卫生纸擦时会有鸡蛋清样黏液。

（3）乳房胀痛：排卵期体内雌激素水平增高，乳腺增生，乳房间组织水肿而导致乳房胀痛。

▶ 两次月经之间的出血就一定是排卵期出血吗？

临床中我们经常会碰到陈女士的这种情况，在两次正常月经之间出现少量阴道出血，几乎没什么诱因，也没有其他不适。有些患者会担心是否出现了可怕的妇科疾病，比如妇科肿瘤；也有些患者不以为意，认为不过就是一次排卵期出血，无须在意。

其实，出现非经期阴道出血，原因有很多：

（1）怀孕相关疾病：如流产、宫外孕甚至葡萄胎都可能引起异常阴道出血，这是妇产科医生要首先排除的，所以当医生让您去验尿（即尿妊娠试验）的时候，千万别觉得奇怪。

（2）宫颈疾病：如宫颈息肉、宫颈病变等。出血多发生在同房后或者妇科检查后，且颜色一般较为新鲜，一两天即止，宫颈液基薄层细胞学检查（TCT）和人乳头瘤病毒（HPV）检查可进行宫颈病变的早期筛查，因此每年的妇科体检非常重要。

（3）子宫内膜疾病：如子宫内膜息肉、子宫内膜炎、子宫内膜癌、黏膜下肌瘤等。一般表现为月经淋漓不净、月经间期出血，可持续数日甚至数周，常需要妇科B超甚至宫腔镜检查方可做出诊断。

只有排除了以上这些问题，医生才会考虑内分泌因素引起的出血，比如排卵期出血。

▶ 排卵期出血对健康影响大吗？

这是很多备孕的女性朋友非常关心的问题，因为排卵期正好是最佳受孕期，很多人由于担心出血的影响不敢同房。其实若是出血量很少，可以正常清洁外阴后进行同房，以免错过受孕机会；但如果出血量较多，为防止发生感染，可考虑暂缓性生活，并及时到医院诊治。

排卵期出血绝大多数情况下均会自行停止，无须处理，如果量多或者频繁出现，则需排除其他原因所致出血，切勿自行购买止血或者调经药物服用。

小 贴 士

女性的排卵日一般在下次月经来潮前的14天左右，排卵期出血大都历时数小时或2～3天，不超过一周，可自行停止，如量多、持续时间长或者反复出现，建议及时至医院就诊。

（顾卓伟）

您真的会避孕吗

·········· 病　例 ··········

又是一个忙碌的下午，门诊快结束时走进来一个年轻的女孩，手里拿着一张B超报告，一脸惆怅地说："医生，我要预约做人流。"详细询问病史后，医生惊讶地发现，这位女孩刚满20岁，可就在3个月前刚刚做过一次流产。女孩抱怨说自己怎么那么容易怀孕，以前每次同房都是体外射精，以为这样不会怀孕，没想到3个月前做了第一次人流；有了上次的教训，她开始叮嘱男友戴安全套，可为什么没几个月又怀上了呢？看着她一脸茫然的样子，医生问她："你男友安全套是每次同房都用吗？用的时候是从一开始就戴了吗？"听完医生的问题，她摇摇头说："我男朋友是快要射了才戴套的！"

这就是经常在门诊遇到情况：自认为会避孕的女性，实际上却根本不会。下面就让我们一起来看看，究竟哪些避孕方法靠谱，哪些不靠谱吧。

▶ "安全期"安全吗？

要说这个"安全期"，咱们就避免不了要谈"排卵期"。排卵期顾名思义就是女性排卵的那几天，避开这段"危险期"就是大家俗称的"安全期"了。那么什么时候排卵呢？如果是月经周期规律的人，一般是在下次来月经前的第14天排卵。但很多女性的月经周期并没有那么规律，排卵的时间因此也无法准确推算，再加上少数人还有意外排卵的情况，所以这个"安全期"只是相对安全，大家千万不能靠算日子去避孕。"安全期"不靠谱！

▶ 戴了安全套为什么还会怀孕？

安全套如果正确使用是具有98%以上有效率的，但实际操作中由于种种因素安全套的避孕效果会降低，比如安全套的大小选择、使用前是否检查有无破损、是否每一次同房都使用并且全程使用等类似问题。所以，当使用安全套避孕时，一定提前核实确认对方正确掌握安全套的使用方法，否则靠谱或不靠谱完全由他来掌控！

▶ 男方没有在体内射精，女方却怀孕了，精子难道会"穿越"？

体外射精，目前也是一些男性经常会用到的"避孕方法"，但同样也非常不可靠。大家可能不知道，在男性生殖器中有一个叫做尿道球腺的器官，射精之前它会分泌出一种液体至勃起的阴茎顶端，该液体中可能会含有少量的精子，足以使女性怀孕。所以，体外射精不靠谱！这也是为什么我们强调在用安全套避孕的时候，一定要求全程使用而不能中途再使用。

▶ 紧急避孕药和短效口服避孕药的区别

同样是避孕药，紧急避孕药和复方口服避孕药（COC）有什么区别？经常有人说"我吃避孕药了呀，怎么还怀孕了"，这时候要搞清楚吃的究竟是哪一类避孕药。紧急避孕药通常指的是在没有防护措施，或者发现安全套破损的情况下，72小时内立即口服的药物。它只能针对本次同房避孕，而且实际避孕效率不高。COC是一类需要每天服用，从而达到高效避孕的药物。在医生指导下正确服用的话，其避孕有效率高达99.9%，与输卵管结扎术相媲美。所以，COC避孕靠谱，而紧急避孕药只能作为避孕失败的一种补救措施！

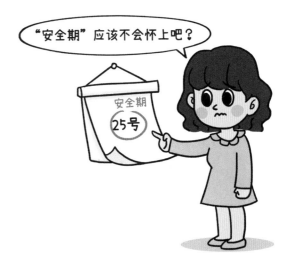

▶ 节育环放在肚子里不会痛吗？会得妇科病吗？时间久了会生锈吧？

经常会有女性朋友一听到节育环就表现得非常抵触，害怕节育环影响了她的身体，怕节育环长进肉里不好取。其实放入宫腔的节育环多数情况下不会引起身体的明显不适，更不会在体内生锈。节育环避孕属于高效可逆的避孕方法，如果身体确实因为放环而出现长期无法缓解的不适，也是可以随时取出的。所以，节育环避孕是靠谱的。

▶ 哺乳期就可以不避孕吗？

这是很多产后妈妈们的误区，认为"我还喂着奶呢，月经还没恢复，没必要避孕"，实则不然。除非同时满足以下三个条件：产后6个月内、全母乳喂养、月经未恢复，我们称之为"哺乳闭经避孕法"。三个条件需同时满足，缺一不可，否则一定还是要严格做好避孕措施，比如戴好安全套，或者符合条件的情况下也可以放置节育环。一定不要简单认为产后喂奶或者未转经时就不需要避孕了，这种做法不靠谱。

▶ 节育环放不住，口服避孕药总是忘吃，怎么办？

还有一部分女性也确实希望好好避孕，做了相应的措施，但都不太合适，比如节育环放了总是下移甚至脱落，工作生活作息不规律导致COC总是漏服。除此之外，还有什么高效的避孕方法呢？可以选择皮下埋植。皮下埋植是通过在女性上臂内侧埋植释放激素的硅胶囊管达到避孕的效果，整个操作过程简单、安全，不用再担心环会掉、药会漏的问题。所以，皮下埋植靠谱！

小 贴 士

俗话说"妇女能顶半边天"，女性的健康一直是备受关注不容忽视的，其中避免人工流产以及重复流产是十分重要的一环。我们需要科学的、高效的、安全的避孕，而不是无知的、低效的、随性的避孕。当您遇到避孕困惑的时候，请至正规医院进行咨询，医生会详细认真地向您介绍适合您的避孕方法，并指导避孕。

（周小斐）

紧急避孕知多少

· · · · · · · · · · · · · · · 病　例 · · · · · · · · · · · · · ·

如往常一样，周末结束又迎来最忙碌的周一，刚一开诊便见到一位患者神色慌张地冲进来："医生医生，昨天晚上和我老公同房，那个不小心……呃……那个……"看她欲言又止，慌张得有点语无伦次，医生插了句："没有戴安全套，是吗？"她连忙反驳："不，戴了！""那么是破了？"医生接着问。"不是，那个……那个套套落在我体内了。"把医生听得急死了，可算说出了关键。医生先安抚她不用急，然后让她一起去检查室，首先把安全套取出来。下一步不用她说，最让人关心的也就是会不会怀孕这个事。这位患者已经生育过两个小孩，以后也没有生育的需求。征求她的个人意愿后，她同意放置节育环作为紧急避孕的方法，同时也解决了后顾之忧，正可谓一举两得。

其实现实生活中，像上面那位患者的情况不在少数，为了大家能轻松应对各种突发状况，避免意外妊娠，下面我们针对紧急避孕的问题和大家聊聊。

▶ 什么是紧急避孕？

紧急避孕是指在无避孕或觉察到避孕失败的性交后数小时或数天采用的，防止非意愿妊娠的一种措施。常用的紧急避孕方法有紧急避孕药物、放置含铜宫内节育器。

▶ 在哪些情况下需要紧急避孕？

在以下情况需要采取紧急避孕：① 发生性行为时无任何避孕措施。② 安全套未全程使用，安全套滑脱或破损。③ 短效口服避孕药连续漏服≥2片。④ 单纯孕激素避孕针注射延误＞2周或雌孕激素复合避孕针注射延误＞7天。⑤ 发现节育环脱落。⑥ 遭受性侵犯。

▶ 国内常用避孕药有哪几种，如何服用？

（1）左炔诺孕酮片：一种单纯孕激素药物，属于非处方药，在药房均能自行购买。由于厂家不同，市面上供应的药物商品名也是各种各样。比如最常见的毓婷、金毓婷，还有安婷、保仕婷、卫婷、谊婷等。大家看到各种不同名字会焦虑，不知道买哪种好，其实成分都是"左炔诺孕酮"，所以在买药时只要认准是左炔诺孕酮片就可以。规格上分为0.75 mg×2片和1.5 mg×1片两种，按照说明服用效果没有区别。

服用方法：如果是0.75 mg×2片规格的，在无避孕措施或避孕失败后72小时内尽早服用第一粒，12小时或24小时后再服用第二粒；或者也可以两粒同时尽早服用。如果是1.5 mg×1片规格的，则是在无避孕措施或避孕失败后72小时内尽早服用。24小时内服用左炔诺孕酮片的避孕失败妊娠率为1.5%，48～72小时服药的失败率增加到2.6%。所以大家切记越早服药，避孕效果越好。

（2）米非司酮片：一种抗孕激素药物，属于处方药，只能在医院配药。规格上有10 mg和25 mg两种。

服用方法：在无避孕措施或避孕失败后120小时内尽早服用。有研究表明两种剂量的米非司酮片避孕效果并无差别，都能使意外妊娠发生率下降85%。

▶ 紧急避孕药安全吗？能多次使用吗？

社会上流传着各种关于左炔诺孕酮紧急避孕药的误解和质疑。2010年WHO发表了安全声明，指出服用左炔诺孕酮作为紧急避孕，对包括青少年在内的所有妇女都是安全的。该药物耐受性好，无已知的致敏性，无成瘾性，也没有已证实的毒性反应。即使在一个月经周期内不止一次地服用，除可能发生月经失调以外，也没有严重不良后果。但请注意，这并不代表鼓励大家多次服用。

▶ **紧急避孕药有哪些不良反应？**

最常见的有3种情况：① 恶心呕吐，通常发生在服药后3天内，但不会太剧烈；② 影响下一次月经来潮时间；③ 不规则阴道出血，量不大一般不用特别处理。另外可能还有少数人出现腹痛、乳房触痛、头痛、眩晕和疲乏等不适，一般不超过24小时，无须处理。

▶ **紧急避孕药服用的注意事项**

（1）只对服药前最近的一次无保护性行为产生避孕作用。

（2）尽早使用以达到较好的避孕效果。

（3）按规定剂量服药，不必多服，多服并不能提高紧急避孕效果。

（4）如服药后2小时内发生呕吐，应尽快补服一次。

（5）服药后少量阴道出血不是避孕成功的标志。

（6）紧急避孕药不能预防和治疗性传播疾病。

（7）切莫将紧急避孕药当常规避孕药经常反复使用。

▶ **吃了紧急避孕药怎么还是怀孕了？这个孩子还能要吗？**

经常会有人咨询，自己吃了紧急避孕药可还是怀孕了，于是开始纠结这个孩子要还是不要。不要，有流产的危害和风险；要，却又担心吃药对胎儿早期发育有影响。首先大家需要明白，吃了紧急避孕药并不代表万事大吉，有一定的失败率，会导致意外妊娠。其次，如果服用左炔诺孕酮紧急避孕药还是怀孕了，别慌，这个孩子是可以要的，但一定要严格进行定期产检；但如果是服用米非司酮作为紧急避孕，一般建议就不要继续妊娠了。

▶ **放环也能紧急避孕？**

一说起紧急避孕，老百姓的认知里通常都是紧急避孕药。其实在无避孕措施或者避孕失败后的5天内，放置含铜的宫内节育器也是非常有效的紧急避孕方法。如果该妇女恰好不再有生育需求，或者近期无生育需求（包括未婚妇女），而且愿意放环避孕，那么此方法是可行而且有效的。

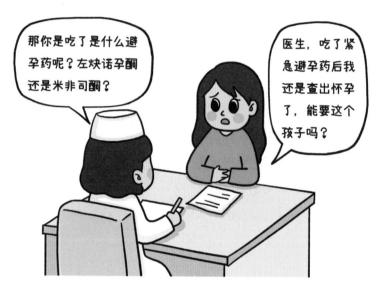

小 贴 士

牢记紧急避孕并不属于高效的避孕方法，只是在不得已的情况下采取的一种补救措施，其失败率较大。所以一定不要将紧急避孕作为一种常规的避孕方法，以免造成意外妊娠。

（周小斐）

计划生育咨询室：男性也可以进的妇产科诊室

病 例

小雪今年28岁，职场白领，3次避孕失败，3个月前刚做过一次人流，"大姨妈"也越来越少了，这次是由男朋友陪同来做人流。

小雪："医生，我这次又怀上了，可是工作刚起步，宝宝肯定不能要。妇科门诊医生让我们术前先来计划生育科听PAC宣教，什么是PAC呀？都讲哪些内容？"

医生："你都是怎么避孕的？知道哪些避孕方法？男朋友来了吗？一起聊聊避孕的事儿。"

小雪："亲爱的，医生让你进来。"

医生："小伙子，你们平时都怎么避孕的？"

小雪的男友："这个妇产科我还是第一次进来，我们经常使用安全套，但'安全期'的时候就没用。"

▶ 什么是流产后关爱？

流产后关爱（简称PAC）主要通过一对一咨询和集体宣教向前来接受人工流产手术的女性患者及性伴侣宣传避孕知识，及时落实有效的避孕方法，避免重复流产的发生。我国实施流产后关爱服务10余年以来的经验已证明，推广和实施规范化的流产后关爱服务，可以有效降低重复流产率。医生会提供多种避孕方法的咨询和指导，帮助女性选择适合自身的避孕方式，并指导正确使用，以避免再次非意愿妊娠。流产后咨询服务包括避孕失败原因的分析、流产后的心理咨询和支持、生殖健康知识的宣传和教育等，帮助她们恢复身体健康和心理健康，预防非意愿妊娠，降低重复流产率，提高妇女的生殖健康水平。

PAC的核心是让病人了解人工流产的危害和避孕失败的原因，从根本上降低重复流产。因此，PAC服务的目标是使妇女在流产后能够做到：① "立即避孕" 的意识得到强化；② 知情选择合适的避孕方法；③ 立即落实避孕措施；④ 能够坚持正确使用。

▶ 重复流产造成的伤害

（1）人工流产的健康风险：人流手术可能会对女性的生殖健康带来损害，例如闭经、盆腔炎、输卵管堵塞、宫腔粘连、继发不孕等。此外，人流手术还可能出现严重并发症，如子宫穿孔、大出血、低血压、麻醉并发症等，甚至会危及生命。

（2）人工流产可能造成的心理伤害：人流后女性体内激素水平突然下降，可能会导致女性出现抑郁焦虑的情绪，在人流之后会出现一些阴道流血、术后感染、腹痛等症状，从而导致女性精神紧张、焦虑，出现寝食难安，担心影响到今后的生育问题。① 负罪感：因为部分女性并非自愿去做人流，在失去孩子后，容易对孩子产生愧疚和负罪感，出现总是不断自责、缺乏信心、极度自卑、经常做噩梦、易哭等情况。② 恐惧感：在人流手术之后，可能会有很多女性产生恐惧，对异性、同房和妊娠产生排斥心理。我们通过PAC的咨询和心理支持，帮助女性恢复流产后的情感和心理。

（3）人工流产对远期生育力的影响：人流手术又称作负压吸宫术，手术中可能会损伤到娇嫩的子宫内膜，也可出现炎症增生反应，导致宫腔粘连，严重的会影响受精卵着床，多次人流可能导致输卵管阻塞、子宫内膜异位症、继发性的不孕、习惯性流产、胎盘粘连、胎盘异常、早产等。

▶ 男方也要一起学习避孕知识

（1）防止计划外妊娠是双方的责任，比如男用安全套、男性结扎术就是男性避孕的方法，但每种方法都有其优缺点和适用范围，选择合适的避孕方法需要根据个人的具体情况和生育计划进行综合考虑。同时，男性也需要重视避孕，应该采取科学、合理的避孕措施，以保护自己和家人的生殖健康。

（2）错误的避孕观念：好多避孕失败的人使用体外排精、安全期、不规范使用避孕药等不靠谱的避孕方法。在男性性兴奋勃起后，男性分泌物中也有几百个精子，足以让女性怀孕。其实精子和卵子在女性体内也有 3～5 天的存活时间，所以安全期之外的日子也可以怀孕。事后紧急避孕药是在无保护性生活后 72 小时内服用，服药时间越早，效果越好，有效性可以达到 98% 以上，但不宜频繁使用，一个月经周期内最多只能服用 1 次，一年内服用次数不应超过 3 次，不能作为常规避孕。

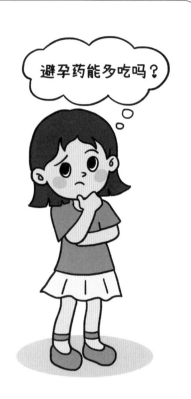

（3）正确使用安全套：安全套是一种常见的避孕工具，可以有效地防止性传播疾病和意外怀孕。选择合适的安全套类型和型号是正确使用安全套的关键。在性交前需要先检查安全套是否完好，将安全套戴在勃起的阴茎上，不可以在射精前再匆忙使用；射精后要尽快取下，如果发现有破损或精液泄漏，应该立即使用紧急避孕药作为补救措施。

（4）支持并配合女伴使用正确的避孕方法：男性也是 PAC 服务的重点，女性避孕也需要得到男伴的支持，我们经常有病人经过医生咨询，了解了避孕方法的正确使用，但男性不配合或者不支持的情况，所以女性避孕少不了他们的配合。

小 贴 士

　　流产后关爱（PAC）的服务内容主要包括提供多种避孕方法的咨询和指导，帮助女性选择适合自身的避孕方式，并指导正确使用，以避免再次非意愿妊娠。流产后咨询服务：包括避孕失败原因的分析、流产后的心理咨询和支持、生殖健康知识的宣传和教育等。帮助她们恢复身体健康和心理健康，预防非意愿妊娠，降低重复流产率，提高妇女的生殖健康水平。

（周小斐）

试管婴儿治疗前该做哪些检查?

如何了解自己的卵巢储备功能?

如何解读精液报告?

第一、二、三代试管婴儿,级别越高越好吗?

促排卵治疗会导致卵巢早衰吗?

……

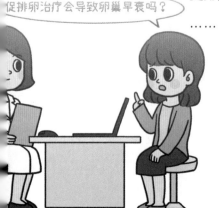

优生优育，事半功倍——
试管婴儿治疗前该做哪些检查

· · · · · · · · · · 病　例 · · · · · · · · · ·

　　史黛拉夫妻年逾不惑，是工作单位的中流砥柱，事业正到了上升冲刺的关键时刻。经过了将近2年的备孕，肚子仍然没有动静。眼看已经错过最佳生育年龄，夫妻俩来到生殖医学科，向临床经验丰富的徐主任求教。

　　史黛拉："徐主任您好！我们俩备孕已经一年多了，但是一直没有怀孕。现在家里人都很着急，我们俩该怎么办呢？"

　　徐主任进行了详细的问诊后，笑眯眯地回答："根据你们俩的情况，女方年龄将近40岁，属于高龄产妇，AMH只有0.6 μg/L。男方的精液报告显示弱精子症。我建议试管助孕。"

　　听说要做试管助孕，史黛拉一下焦虑起来："徐主任，试管助孕是不是很麻烦很痛苦？我们俩工作都比较繁忙，前期需要做哪些检查才能尽快开始试管助孕的治疗呢？"徐主任回答："别着急，试管助孕的孕前检查主要分为以下几个方面。听我详细介绍一下。"

▶ 常规体检

　　首先女方需要测量血压、体重、身高，了解体质指数（BMI）。对于肥胖患者，需要进行生活方式的干预，通过控制饮食、运动、药物治疗达到减重的目的。

　　其次需要检查血型、血常规、出凝血功能、肝肾功能、空腹血糖、甲状腺功能、尿常规、宫颈细胞学检查、心电图、胸片等，主要是为了了解女方的身体状况，排查是否有基础性疾病以及妊娠禁忌证。必要时需要检查肿瘤指标，排除恶性肿瘤可能。如有基础性疾病，需要提前治疗并与相关科室进行会诊。例如糖尿病、高血压患者，需要将血糖、血压调整到合适的范围，部分药物需要调整为不影响妊娠和胎儿的种类。甚至有些夫妻是通过孕前检查才发现自己潜在的疾病的。所以，这一环节必不可少。

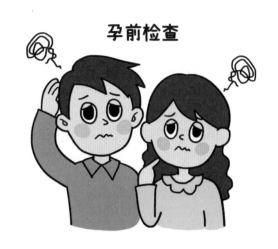

孕前检查

▶ 生殖功能方面的检查

（1）女方：需要检测抗米勒管激素（AMH）、基础性激素6项、窦卵泡测定来了解卵巢功能。子宫双附件超声检查可以发现是否有子宫肌瘤、子宫腺肌症、卵巢囊肿，有无子宫畸形如单角子宫、纵隔子宫、双子宫。子宫输卵管造影可以了解双侧输卵管的通畅程度以及宫腔、盆腔是否有粘连。必要时可以进行宫腹腔镜手术，达到检查+治疗的两全其美的目的。

（2）男方：精液常规、精子畸形率、碎片率、生殖器B超、性激素等可以检查男方精子情况。如果发现严重少、弱、畸精子症或无精子症，还需要排除染色体问题，比如Y染色体微缺失，必要时需要行睾丸、附睾穿刺或显微取精。

▶ 传染性疾病筛查

男女双方需要进行乙肝、丙肝、梅毒、艾滋病、支原体、衣原体、淋球菌等传染性疾病筛查。女方还可以完善TORCH全套，包括弓形虫、巨细胞病毒、风疹病毒、疱疹病毒，如果发生上述感染可能导致胎儿畸形或流产。

▶ 遗传学方面的检查

目前常规开展的有染色体核型检查，对于一些优生优育意愿强烈的夫妻，还可以考虑进行携带者筛查。

染色体核型分析可以检查染色体病，包括染色体是否存在形态、结构和数量上的异常，比如Turner综合征、平衡易位等都可能导致不孕或反复流产。如果报告显示染色体核型异常，建议遗传咨询，医生会根据各项结果综合分析，选择最佳助孕方案。

我国出生缺陷发生率为5.6%，在各种导致出生缺陷的原因中，单基因遗传病约占22.2%。有研究显示，平均每个正常人携带2.8个隐性遗传病的致病变异基因。携带者本人往往没有任何症状，但却有生育隐性遗传病患儿的风险。在常规产检中，隐性遗传病患儿通常无法检查出异常，直到出生后出现症状才得以发现。目前孕前综合性携带者筛查，已经发展为多疾病的筛查，可以一次性检测几百种常见染色体隐性遗传病和X染色体连锁隐性遗传病。有生育意向的育龄期夫妻都可以在备孕期或孕早期进行单基因隐性遗传病携带者筛查，以了解自身突变基因携带情况，及早发现生育风险并及时干预，可有效预防严重遗传病的发生。

▶ 哪些夫妻需要进行遗传学方面的检查？

以下四类育龄夫妻，建议在孕前进行相关的遗传咨询：① 有遗传病家族史或自身是遗传病患者；② 有不良生育史；③ 近亲婚配；④ 高龄夫妻。

如果遗传学方面有阳性发现，夫妻双方应该寻求遗传学专家的帮助，进行遗传咨询，必要时还要进行全外显子或者全基因组的检测。通过胚胎植入前遗传学筛查的技术，也就是俗称的三代试管婴儿，可以保证子代有正常生存能力，有效降低胎儿缺陷发生率，帮助部分夫妻完成一个家庭圆满的父母梦。

小 贴 士

优生优育是婚姻和家庭幸福最重要的组成部分之一，每一对备孕夫妻都期待孕育健康的宝宝。对于考虑不孕症、可能需要辅助生殖技术助孕的夫妻，如何快速全面地完成孕前检查和评估，是省时省力、事半功倍的关键。另外，随着生活水平的提高，人们对于子代健康的关注度逐渐增加，在备孕期针对常见的单基因遗传病进行有效的风险评估和诊断日渐成为关注热点。

（陈洁雯）

不怀孕，到底是"肚子不争气"，还是"蝌蚪"不行

· · · · · · · · · · · · · · 病　　例 · · · · · · · · · · · · · ·

小李今年28岁，她丈夫小王32岁，二人2年前结婚，婚后性生活也算正常。由于双方父母急着抱孙子，催促他们来医院检查。医生接诊后，询问病史，并且进行了一些相应检查，诊断小李夫妻为女性不孕症、男性不育症。

▶ **什么是不孕症?**

发生于育龄期女性，有正常性生活，未采取任何避孕措施，同居1年以上还没怀孕，或者由于个人和伴侣的生育能力受损未妊娠者，称为不孕症。其中，从未怀孕者，称为原发不孕；曾有过怀孕者，称为继发不孕。

▶ **我们年纪轻轻，注定将来怀不上孩子了吗?**

当然不是的。年龄小于40岁的女性，如果夫妻性生活正常且未避孕，一年内怀孕的概率为80%以上。在第一年没有怀孕的夫妻，大约有50%可在第二年怀孕。所以，只要遵医嘱，听医生安排检查、就诊，解决相应常见问题，只要不存在目前医学无法解决的问题，那么小李夫妻有90%以上可能是可以怀孕生育的。

▶ **那发生不孕，到底是女方"肚子不争气"，还是男方精子不行呢?**

不孕和（或）不育症的病因及影响因素复杂，其中女方因素占40%～50%，男方占20%～40%，男女双方共同因素占20%～30%，不明原因占10%。其中，女性

不孕的病因主要包括排卵异常、输卵管因素、子宫内膜异位症、子宫因素、宫颈因素
等；男性的主要病因是少弱精子症，其次是勃起功能障碍（阳痿）、生殖系统感染、
生殖器官异常等。

女方和男方的不孕不育的病因

女方病因		男方病因	
排卵异常		少弱精子症	
输卵管因素		勃起功能障碍（阳痿）	
		生殖系统感染	
子宫因素		生殖器官异常	

▶ 女方的常见问题如何检查诊断？

（1）排卵异常：正常的排卵需要完整的下丘脑（司令部）-垂体（指挥部）-卵巢性腺轴（作战部）的正常功能，其中任何一个环节的功能失调，都可以造成排卵异常。排卵问题约占女性不孕症的40%。排卵异常的检查手段主要是女性激素检查（血检）、阴道B超、抗米勒管激素检查（血检）。排卵异常分为以下3种情况：① 由大脑中枢"司令部"出问题，发出的调节月经周期的激素指令不正常导致的排卵异常；② 由卵巢本身问题导致的排卵异常，多见于多囊卵巢综合征（PCOS）；③ 由卵巢功能衰竭导致的排卵异常。

（2）输卵管因素：约占女性不孕症的40%。输卵管参与精子运送、卵子拾取、精子卵子结合、胚胎早期发育和把受精卵送到子宫腔，其中任何一个环节出问题，都会导致不孕。输卵管的检查手段主要是输卵管造影、宫腔镜检查。

（3）子宫内膜异位症：约占女性不孕症的10%。它会导致盆腔粘连、子宫内膜

功能异常、内分泌排卵异常、卵子质量下降。子宫内膜异位症的检查手段主要是经阴道B超、血检（CA125）、腹腔镜检查。

（4）子宫因素：主要是子宫发育异常、子宫内膜异常、子宫肌瘤等。常通过经阴道B超检查。

▶ 男方的常见问题如何检查诊断？

男方问题主要就是精子质量问题。精子质量检查顾名思义，是男性取精后进行实验室化验，检查项目包括精子浓度（精子的多少）、前向运动精子（精子的活动能力）、正常精子百分率（精子的外观），还包括精液中的微生物检查（衣原体、支原体、淋球菌）。

▶ 做试管婴儿前常规检查有哪些？

（1）女方体检项目（抽血）：血常规，血型（ABO+RH），肝肾功能，空腹血糖，出凝血功能，乙肝（两对半），丙肝（HCV），艾滋病（HIV），梅毒（RPR+TPPA）。

遗传学检查（抽血）：常规染色体。

卵巢功能评估指标（抽血）：AMH。

妇科检查：阴道分泌物（白带常规+支原体、衣原体、淋球菌检查），宫颈薄层细胞检查（TCT）。

其他检查：尿常规，心电图检查。

（2）男方体检项目（抽血）：血常规，血型（ABO+RH），肝肾功能，出凝血功能，乙肝（两对半），丙肝（HCV），艾滋病（HIV），梅毒（RPR+TPPA）。

遗传学检查（抽血）：常规染色体。

精液检查：精液常规+形态学，精浆支原体、衣原体、淋球菌检查。

其他检查：尿常规。

最后，经生殖中心检查，发现小李有子宫内膜异位症、双侧输卵管堵塞，而丈夫小王有中度少弱精子症。小李经体外受精-胚胎移植（即试管婴儿）治疗后，成功怀孕顺产一女，圆了小李夫妻为人父母的梦。

小　贴　士

　　同居1年还没怀孕，千万不要轻信所谓的"偏方""土方"，或购买网上不正规的产品，不仅浪费钱财、精力，更重要的是贻误治疗时机。建议至正规医院妇产科或生殖中心就诊，科学合理治疗。

（梁　舟）

大都好物不坚牢，彩云易碎琉璃脆 ——如何了解自己的卵巢储备功能

> ···········病 例···········
>
> 毕业于名校的丽莎夫妻原本在英国创业，归国后便一直潜心于各自的事业，无暇顾及生儿育女的大事。眼看着两个"80后"开始"奔四"，双方父母怀里尽早抱上第三代的愿望日渐强烈。可是小夫妻俩努力了半年却毫无消息。老人们心急如焚，拖着小夫妻俩来到生殖医学科就诊。经过一系列孕前检查后发现，丽莎虽然只有33岁，但是卵巢储备已经走下坡路了，接近于绝经前状态。丽莎表示难以置信，自己毕竟只有三十几岁，外表看上去也年轻靓丽，平时一直规律健身，饮食也很健康，月经周期也很准，怎么会突然被扣上一个"卵巢储备功能下降"的帽子呢？

▶ 什么是卵巢储备功能？

卵巢储备是指女性卵巢皮质内含有的原始卵泡。健康女婴出生时，每个卵巢中有70万～75万枚原始卵泡，随着年龄增长，原始卵泡有一部分被募集，而绝大部分逐渐解体消亡。从20岁到40岁，每个卵巢中的原始卵泡数目减少至约7万枚。40岁以后，进一步减少到约1万枚，直至最终消耗完储备，卵巢的使命就告终结，更年期开始。卵巢储备发生异常消耗，导致卵巢功能过早衰竭的，称为卵巢早衰。

卵巢储备功能下降的阶段，伴随基础卵泡刺激素（FSH）水平升高，窦卵泡的数量也在减少。也有专家根据窦卵泡数量，将含有0～5枚卵泡、5～15枚卵泡和多于15枚卵泡的情况，分别称为静止卵巢、正常卵巢和多囊卵巢。

▶ 年龄越大，女性卵巢储备越差吗？

理论上来说，女性的年龄直接和基础FSH水平相关。年龄越大，FSH的基础水平就越高。卵巢功能减退或者储备功能下降，常伴有卵泡早期FSH升高。随着年龄的增长，卵巢的分泌功能逐渐下降，导致大脑内的垂体需要分泌更多的激素来改善卵巢的分泌，导致促性腺激素释放激素（GnRH）代偿性升高，从而直接刺激垂体分泌FSH，导致FSH升高。故FSH升高代表卵巢功能降低。

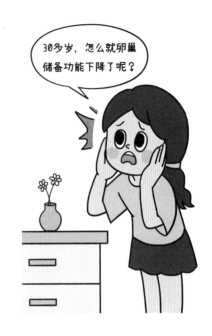

30多岁，怎么就卵巢储备功能下降了呢？

有的妇女会发出这样的疑问，自己的母亲40岁就绝经了，我会不会发生卵巢早衰呢？部分女性在30岁之前已经出现FSH过高，原始卵泡完全消耗，不能生育，而一些妇女40多岁仍能自然受孕生育，这说明不能单纯用年龄来笼统武断地评价女性的卵巢储备功能。研究表明，遗传因素、手术史、放化疗史也会影响卵巢储备功能。

▶ 生活方式会影响卵巢功能吗？

繁重的工作、巨大的生活压力、日夜颠倒的作息，现代人的内卷使这些不良的生活方式成为常态，但负面效应便是对生育能力产生不利影响。有些人因为压力导致暴饮暴食，工作辛劳却缺乏运动，导致肥胖的滋生。肥胖也会影响卵巢储备功能及卵巢反应性，所以建议育龄期妇女管住嘴、迈开腿，将体重控制在健康的范围内，同时要保持一定的运动量，让身体保持一个充满活力的状态。

▶ 普通人怎样才能了解自己的卵巢储备功能？

现代女性通常比较注重自身的皮肤和身材管理，因此会显得比自身年龄更年轻。但是有时候，光从外表是无法准确获知女性的卵巢储备功能的。那么有哪些检查项目可以帮助女性朋友们了解自己的生育力呢？俗话说窥一斑而知豹，落一叶而知秋，可以考虑从以下几个临床检查指标入手。

（1）抗米勒管激素（AMH）：AMH是卵巢储备功能指标中最为可靠稳定和方便的一个，比基础卵泡刺激素（FSH）、雌二醇（E_2）、抑制素B和窦卵泡计数（AFC）更早反映卵巢储备随年龄下降的趋势，且其水平不受月经周期、避孕药和怀孕的影响。年轻女性月经周期内AMH存在一定波动，但其波动远小于其他性激素，故建议可以在月经周期任意时间检测AMH。AMH的数值越高，代表卵子存量越多；数值越低，说明卵巢功能越差。多项研究表明，当AMH < 0.5 ～ 1.1 μg/L提示卵巢功能下降甚至衰竭。但AMH在预测排卵的应用中存在一定局限性，即虽然可以很好地预测卵母细胞数量，但不能反映卵子质量。

手术、化疗、放疗都有可能影响肿瘤患者的卵巢储备功能。AMH水平可以预测肿瘤患者的卵巢功能，所以临床上可以通过测定AMH来帮助希望保留生育功能的患者选择药物和手术方式。

（2）基础卵泡刺激素（FSH）：FSH作用于女性可促进卵泡颗粒层细胞增生分化，促进卵泡发育成熟，与黄体生成素（LH）一起促进雌激素的分泌。FSH在人体内呈脉冲式分泌，随月经周期而改变。在月经第2 ～ 5天测定性激素，可以很好地反映卵巢的基础功能状态，对了解下丘脑、垂体和卵巢的内分泌功能、预测排卵时间和内分泌疾病的诊断治疗都有重要的意义。

当基础FSH > 40 IU/L，提示卵巢功能衰竭。如发生于40岁以前，称为卵巢早衰（POF）。

当连续测定基础FSH > 10 IU/L，提示卵巢储备功能下降（DOR），是卵巢功能不良的早期表现。

（3）窦卵泡计数（AFC）：窦卵泡是成熟卵泡的前体。窦卵泡计数能间接反映休眠卵泡期原始卵泡的水平，可以很好地反映女性卵巢的"库存"。

在月经第2 ～ 5天，经过阴道超声测量双侧卵巢中直径2 ～ 10 mm的基础窦卵泡群。当"库存"不足，双侧卵巢窦卵泡计数总计5 ～ 7枚时，提示卵巢储备功能下降。如果B超无法探及卵泡，则提示"库存"耗尽，卵巢功能衰竭。无论卵巢储备功能下降还是卵巢功能衰竭，都提示排卵概率减少，卵子质量下降，不孕症的发生概率增加。

丽莎听完了医生循循善诱的解释，这才恍然大悟，原来自己的生育能力已经到了要抓紧赶上末班车的阶段，看来不能仗着年轻就无所顾忌。接下来，丽莎将在专科医生的指导下积极开展备孕的日程。

小 贴 士

卵巢储备功能受年龄、生活方式、体重、遗传、卵巢手术史等多因素影响。可以通过抗米勒管激素（AMH）、基础卵泡刺激素（FSH）和窦卵泡计数（AFC）来了解女性的卵巢储备功能。育龄期女性，特别是年龄大于35岁的女性，如果暂时没有生育要求，也应将这些检查列为定期体检的项目，以便了解自己的生育力，及时调整人生规划。

（陈洁雯）

人体内的"鹊桥相会"
——输卵管检查知多少

·········· 病　　例 ··········

　　28岁的小赵结婚已经3年了，最近一年以来尝试"造人计划"，但每月都无功而返。小赵和丈夫来到生殖医学科门诊咨询医生。接诊的主治大夫在详细询问了两人的情况后，建议小赵进行子宫输卵管造影的检查。从没做过手术的小赵很害怕，自己身体一直都很健康，也没有腹痛、白带异常等妇科疾病常见症状，心中充满疑问：这个输卵管造影是什么样的手术？疼不疼？对身体有没有影响？一定要做吗？

▶ 什么是输卵管？

　　"牛郎织女"是我国家喻户晓、老百姓耳熟能详的四大民间传说之一，传说这对有情人每年的农历七月七在鹊桥上相会一次。鹊桥给爱意涓涓的牛郎织女提供了温存的场所，在现实生活中也存在着这样一座承载爱情的桥梁。人体内有两条输卵管，一端连接着子宫，另一端像把伞，悬在各自的卵巢上方，负责捡拾每月卵巢排出的卵子。精子则通过子宫宫腔来到输卵管。如果把子宫比喻成新生命最初生长发育的温床，那输卵管就是卵子精子相会的"鹊桥"。

输卵管解剖图

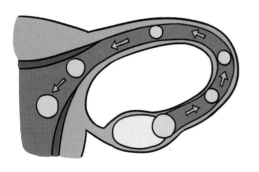

自古耕种讲究天时地利人和，既要有优良的种子，也要有肥沃的土壤和适宜的天气。孕育新生命也是一样，输卵管是卵子和精子最初的约会圣地，如果道路受阻或者行进曲折，那即便种子再优秀，土壤再肥沃，错过了发芽的好时机，精卵无法相遇结合，也就无法孕育出丰硕的果实。

▶ 如何进行输卵管检查？

输卵管的检查方法有很多，常见的有子宫输卵管通液、X线下子宫输卵管造影、子宫输卵管超声造影术、宫腹腔镜下输卵管通液术等方法。

其中X线下子宫输卵管造影和子宫输卵管超声造影术简便易行，在月经干净3～7天内进行上述操作，术前需要排除感染等禁忌证且避免性生活。通过向宫腔内注入造影剂，观察造影剂的走行以及弥散程度，综合判断输卵管的通畅程度、宫腔是否有畸形以及盆腔是否有粘连。

▶ 哪些人需要做输卵管检查？

输卵管检查主要是为了判断输卵管是否通畅。有些检查也可以同时了解子宫的宫腔形态，确定有无子宫畸形、宫腔粘连、子宫肌瘤、子宫内膜息肉等。

考虑患有不孕症的夫妻，经过有经验的医生排除精液、排卵、染色体等异常因素后，可以考虑检查输卵管通畅程度。另外，曾经做过输卵管再通术或其他输卵管手术以及宫外孕保守治疗后，可以通过输卵管通畅度的检查评判手术疗效。

▶ 输卵管检查可能会有哪些不适？

有些患者在检查时会有轻微下腹胀痛、少量阴道出血等症状，在检查结束后稍作休息一般都可消失。建议术后避免性生活，预防感染。

▶ 输卵管检查会影响身体吗？可以接着备孕吗？

作为临床上常见的检查手段，输卵管检查已经开展了许多年，技术成熟，不必过分忧虑。目前临床上使用的造影剂过敏反应较低，一般在检查过后第二个月就可以正常备孕。

▶ 如果检查下来有问题，我该怎么办？

如果输卵管检查显示有输卵管梗阻、宫腔异常等情况，建议寻求专业的妇科和生殖科医生，综合夫妻双方的实际情况，决定是选择手术治疗还是求助于辅助生殖助孕。

小 贴 士

输卵管因素占女性不孕原因的20%～40%，包括先天性输卵管发育不全、输卵管炎、输卵管梗阻等。一般患者没有任何不适，通过常规的B超等妇科体检也无法发现。而输卵管检查的方法多种多样，检查方法也比较简单，一般门诊就可以完成，过程也并不痛苦，第二天就能恢复正常的生活工作。建议在检查时充分放松，并且要相信和配合医生的操作。

（陈洁雯）

如何解读精液报告

························· 病　例 ·························

　　孙女士夫妻结婚6年却一直没怀孕。孙女士平时月经正常，想着一直没怀
就去做了个输卵管检查，结果提示两侧输卵管粘连，于是又是做手术又是通输
卵管，还打针吃药做了大半年的促排卵治疗，每个月排卵正常，同房时间也安
排得很好，却依然没怀。前前后后折腾了好几年。直到今年，医生建议给丈夫
做个精液检查，结果2次结果都提示未见精子！这才发现孙女士折腾了那么多年，
原来一直忽略了让配偶做精液检查——这才是导致他们多年不育的"真凶"！

▶ 精液的由来

　　精液由精子和精浆组成，其中精子占5%～10%，精液的主要成分是水。精子由
睾丸生精细胞产生，而精浆则是前列腺、精囊腺、尿道球腺等附属腺体分泌产生的。
精液检查是判断男性生育力的最常规、最关键的检查，对备孕的夫妻很重要。

▶ 精液检查有些什么讲究？

　　（1）时间：一般建议禁欲3～7天。这里的禁欲是指上次射精（包括同房、自慰
及梦遗）与此次检查的间隔时间。禁欲时间太短，会导致精液量和精子浓度偏低；而
时间太长，则会导致精子活力下降。

　　（2）地点：取精通常在靠近实验室的取精室进行；若有特殊情况也可以在家采
集，但需要保持在20～37℃，并在1小时内送检。

　　（3）采集方法：精液的采集较多是由患者自慰完成的，也可以采用按摩的方式；
如果实在取精困难，需要用安全套采集，切记一定要用经特殊处理的无毒性安全套，

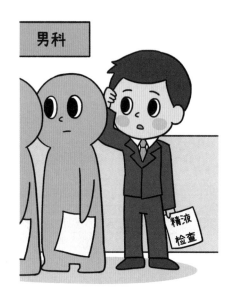

普通安全套一般都含有杀精物质，会影响精液检查的结果。

▶ 精液检查查些什么？

精液检查一般包括精液常规分析、形态学检查、微生物检测、特殊功能和精浆生化等。精液常规分析包括我们最常关注的精液量、颜色、液化情况，以及精子的浓度和活力等重要指标。形态学检查则是观察精子的形态是否正常、有无特殊形态及畸形精子所占的比例是否在正常范围内。微生物检查会通过细菌培养检测精液中是否含有细菌、支原体、衣原体等微生物，反映了生殖道的感染情况。这些检查对于判断男性的生育力也都很关键。

▶ 精液报告怎么看？

在下面的表格里我们给大家展示了读精液报告时常看的几项最重要的指标以及这些指标在世界卫生组织（WHO）的第五版标准中的参考值，大家在自行解读精液报告时可以作为参考。但由于各个机构采用不同的机器检测，对正常范围的参考值会有些不同，在看自己的精液报告时也可以将报告上的参考值数据和自己的数值进行比对，看是否在正常范围内。

参　数	WHO 第五版	备　注
量	> 1.5 mL	通常 2 ~ 6 mL
pH	≥ 7.2	
液化时间	15 ~ 30 min	如果超过这个范围常常是精液液化存在异常，会影响夫妻自然怀孕
密度	$\geq 1.5 \times 10^7$ /mL	

参　数	WHO 第五版	备　注
总活力	≥ 40%	包括前向运动 + 非前向运动的精子比例
前向运动	≥ 32%	在第四版中指 a+b 级前向运动的精子
正常形态率	≥ 4%	精液中大多数精子存在头部或尾部异常等畸形

注：精子活力可以分为 a、b、c、d 四级。a 级是指精子快速向前运动；b 级是指精子向前运动，但运动的较慢；c 级是指精子虽然在运动，但不是朝着前方运动，而是随机向各个方向运动；d 级是指不运动的精子。其中 a+b 级的精子统称为前向运动精子。

在看精液报告时常常遇到以下几个比较重要的概念。

（1）液化时间过长：正常精液射出体外后，呈稠厚的胶冻状，一般会在 30 min 内液化。如果精液液化的时间超过 1 小时，就被称为液化时间过长。精液液化异常会导致黏度增加，影响精子的活力和自由运动，影响正常受孕。长时间没有射精，或是一些炎症、药物的作用都可能会影响精子的液化时间。

（2）有效精子数：是指精液中能够向前移动的正常形态精子的数量。它是精液检查报告中的精子总量、密度、前向运动百分率和正常形态精子百分率这几项数据的总乘积。这个数字就是我们常说的能够使女方受孕的"有效精子数"。

（3）少精、弱精、畸精：在 WHO 第五版的标准中，精液的密度应 $\geq 1.5 \times 10^7/mL$，前向运动比率（a+b 级）应 $\geq 32\%$，而正常形态率应 $\geq 4\%$。若精液检查结果中的数值小于这几项指标，则分别称为少精子症、弱精子症和畸精子症。少、弱、畸精子症也常常同时存在。

如果精液检查指标较以上参考值低，根据不同的异常指标会有不同的诊断，根据具体数值也会对其严重程度做一个判定。除了数量、活力和正常形态率，精子的液化情况等也会对生育力有所影响。如果精液检查结果异常，医生会根据精液检查的具体情况给出进一步的治疗建议，看看是不是还能够自己怀孕，或是需要进行一些辅助生殖的手段来帮助夫妻怀孕。

▶ 看精液质量好不好，查1次够吗？

如果只查了1次精液发现结果并不理想也不用太紧张，1次精液检查的结果是不能完全反映一个男性的精子质量的。健康男性在不同的时间点检查精液时结果可能会有很大的差异，就算是生育能力正常的男性偶尔也会有很差的情况。一般需要综合2～3次精液检查的结果才能判断精液质量是好是坏。

▶ 少、弱精能治疗吗？只能做试管婴儿了吗？

即使被诊断为少精子症、弱精子症或是畸精子症，也并不代表不能自然怀孕，只是自然怀孕的概率降低了。那既然少、弱精症是病，能不能治疗一下之后再自然怀孕呢？目前确实有一些抗雌激素类、抗氧化剂和补充微量元素的药物会被用来治疗少、弱精症，其中也包括一些中成药。有些患者吃了一段时间之后复查精液，确实能看到精子数量和活力的提高，各项指标好像都更好看了！如果尝试怀孕的时间不长，少、弱精症患者确实可以先尝试药物治疗。但仍然有很多患者在吃药治疗后虽然各项指标看起来都更好了，却没有实实在在地提高怀孕的概率。如果少、弱精症很严重，或是药物治疗后3～6个月仍然没有怀孕，自然怀孕的概率就很低了。在这些情况下就建议大家"另辟蹊径"，采用一下辅助生育的方式来帮助怀孕了。

▶ 怎么做才能提高精子质量呢？

检查精子质量结果不是很好的话也别着急，可以先从日常生活开始调理。平时的生活和饮食习惯对精子的影响是非常大的，比如抽烟、酗酒、久坐、泡温泉、熬夜等，都会损害精子质量。避开这些"雷区"的同时还可以适当进行体育运动，保证充足的睡眠和健康饮食。含有维生素C、维生素E和锌、硒等微量元素的食物都有利于精子的成长。多食用富含精氨酸、优质蛋白质、锌元素的食物，对改善精子质量也很有帮助，比如常见的牛羊肉、虾蛤贝类等。

▶ 诊断为无精子症，就不能有孩子了吗？

无精子症，顾名思义，就是精液里面没有精子。至少3次精液检查均未发现精子才能诊断无精子症。既然精液里没有精子，那是不是就一定要不了孩子了？无精子症又分为梗阻性和非梗阻性。梗阻性无精症的患者只是在采集的精液中没有找到精子，并不代表产生精子的"工厂"睾丸和附睾也没有。通过激素检查和对睾丸体积、质地的评估，可以对此做一个大致的判断。一个正常男性一次射精的精液中有上千万甚至上亿枚精子，而一个女性一次月经周期只排出一个卵子，只要有一枚优秀的精子就能使这个卵子受精发育成胚胎了！如果评估后认为患者是梗阻性无精症，那么通过手术穿刺，就可以从他们的"工厂"中找到活动的精子！哪怕只有几枚好的精子，也可以通过试管婴儿的技术和对应的卵子结合，有机会孕育出健康的宝宝。非梗阻性的患者多数是生精功能异常，导致睾丸和附睾没有产生精子，那就确实是"无精子"了。但这些患者夫妻如果想要生育，也可以通过精子库的供精实现。

小 贴 士

精液检查是判断男性生育力的最常规也最关键的检查，但检查结果常波动较大，若有一次异常，也不用着急，可以改变生活方式、饮食调理，也可服用一些药物来帮助提高精子质量。

（王　瑶　奚倩雯）

人工授精和试管婴儿的区别

......病 例......

　　小李夫妻结婚2年，去年开始备孕，双方按时吃叶酸，早睡早起，每天运动，准备迎接一个健康宝宝的到来。转眼一年时间过去了，验孕棒和测排卵试纸也用掉了几盒，仍旧没有怀孕。小夫妻经朋友提醒，备孕1年还没有怀孕的话，建议到生殖医学科检查一下，可能需要辅助生殖技术来帮助怀孕。

▶ 常规的辅助生殖技术（人工授精）和试管婴儿的区别

　　不少夫妻都希望结婚后拥有一个健康的宝宝，筑造美满的三口之家，然而有的夫妻备孕多年，却因各种原因仍未能怀上。随着科学技术的发展，辅助生殖技术受到越来越多人的了解和接受，也造福了不少家庭，帮助更多家庭拥有健康的宝宝。这里我们就来谈谈辅助生殖技术的两大秘籍：人工授精和试管婴儿技术，这两者既有相同之处，同时也有很大的区别。

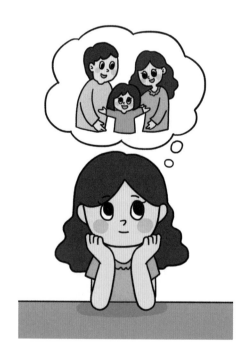

　　人工授精是将男性精液经过处理优选后，用人工方法注入女性子宫颈或宫腔内以协助受孕的方法，这需要女性有通畅的输卵管且男性有一定数量的精子。而试管婴儿是指采用辅助生殖技术将女性的卵子取出，在实验室内与精子结合形成胚胎，

然后将胚胎移植到女性体内以帮助不孕夫妻生育的一项技术。它们的不同之处在于：

（1）适用人群不同：人工授精主要适用于轻度男性因素不孕、宫颈因素、性功能障碍所致的同房困难以及不明原因不孕；试管婴儿则主要针对输卵管因素、子宫内膜异位症性不孕、严重排卵功能障碍性不孕、严重男方少弱精子症以及复发性流产或者有家族性遗传病需要筛选胚胎的夫妻。

（2）过程不同：人工授精是将男性的精液经过优化处理后直接打到女性的宫腔里面，受精的过程在人体内完成，而试管婴儿需要将女性的卵子取到体外，跟精子在体外培养，形成受精卵之后将胚胎种植入宫腔。

（3）卵泡发育数量不同：人工授精一般希望1～2个卵泡发育，如果有多个卵泡发育，这个周期就要放弃；而试管婴儿一般需要多个卵泡发育，尽可能取到比较多的卵细胞，提高胚胎的获得数。

（4）成功率不同：人工授精一个周期的成功率在15%～20%，而试管婴儿的成功率取决于可移植胚胎的个数，一个优质胚胎移植成功的概率在50%～60%。

（5）费用不同：人工授精相对较低，每次价格在一般在3 000～8 000元，不同的医院价格会有差异。而试管婴儿的费用一个周期在3万～4万元，这其中包括促排卵药物的费用、取卵手术、胚胎养囊、胚胎冻存、胚胎移植及后续保胎治疗的费用，个体差异较大；一般来讲，年轻、卵巢反应好的患者成功机会较高，需要的费用也略低；由于使用进口药和国产药的不同，可造成费用差别很大；卵巢功能较差的患者可能需要多个周期取卵，相应的费用也会增加。

无论是做人工授精还是试管婴儿，都需要夫妻双方术前做一套全面的孕前检查，以精准评估是否适合妊娠以及选择合适的助孕治疗，从而为健康聪明宝宝的降生做好准备。

小 贴 士

如果夫妻备孕1年没有怀孕，应该及时去生殖医学科检查。女性应进行6项性激素、卵巢储备功能（抗米勒管激素）及输卵管检查等。男性主要进行精液分析。生殖医学科医生会根据夫妻双方的情况给出精准的建议和方案，助力好孕之路。

（栾晓蕊）

第一、第二、第三代试管婴儿，级别越高越好吗

病　　例

由于双侧输卵管堵塞、子宫内膜异位症，小张夫妻来医院做试管婴儿。他们在网上查了资料，自学一番，发现试管婴儿有"一代""二代""三代"的区别，出于平时生活中的惯性思维，想当然觉得二代比一代好，三代比二代好，于是向医生要求做"三代试管婴儿"。

在平时出诊时，会遇到一些姐妹说："医生，我要做试管婴儿！就做第三代，最高级的！"那么，试管"代数"越高越好吗？每一代之间有什么区别呢？有需要的人又该怎样选择？下面就给大家介绍一下一代试管、二代试管、三代试管之间的区别。

▶ 什么是试管婴儿？

试管婴儿是体外受精-胚胎移植技术的俗称，是采用人工方法让卵细胞和精子在体外受精，并进行早期胚胎发育，然后移植到母体子宫内发育而诞生的婴儿。

▶ 试管婴儿技术是谁发明的？第一个试管宝宝是谁？

试管婴儿最初由英国产科医生帕特里克·斯特普托和生理学家罗伯特·爱德华兹合作研究成功，该技术引起了世界科学界的轰动。1978年7月25日，全球首位试管婴儿路易斯·布朗在英国诞生，到现在已经正常生活了40多年，并且健康地生下了孩子，她的孩子也很健康。经过40多年的临床应用，对几百万诞生的试管婴儿在人

群中进行比较研究发现，他们和自然怀孕的孩子没有差别，无论是生理方面的各项指标以及心理方面的各项指标，都和自然怀孕生长的孩子一样，所以做试管婴儿的朋友们不必过于担心。

▶ 试管婴儿分哪几代？分别适合哪些人？

（1）一代试管：一代试管婴儿又叫"体外受精-胚胎移植"，是最早出现的试管婴儿技术。本质是把女方的卵子和男方的精子分别取出来，放在培养液里让其自然受精，形成胚胎后进行移植。

哪些人需要做第一代试管婴儿呢？① 双侧输卵管阻塞、输卵管缺失、严重的盆腔粘连；② 宫腔内人工授精治疗后仍然难以妊娠；③ 子宫内膜异位症；④ 不明原因不孕。

如果需要解决以上几种原因造成的不孕，可以选择第一代试管婴儿技术。

（2）二代试管：有时候，把卵子放在含有精子的培养液中，发现它们依然不能正常受精。这该怎么办呢？研究者们把单个精子注射到卵子中，人为帮助它们受精，这就是第二代试管婴儿，又叫单精子卵细胞质内注射，是指在显微镜下选取形态正常、有活动力的精子直接注入卵细胞质内完成体外受精。这类技术主要是针对男方严重少、弱精的夫妻，在这种情况下，男方的精子数量太少、质量太差，不能自主完成授精的过程，因此需要在显微操作系统下使用一个超细的针将精子直接打到卵细胞浆来完成受精。

哪些人需要做第二代试管婴儿呢？① 患有严重的少、弱、畸精子症；② 输送精子的管道有问题，并且无法治愈；③ 生精功能障碍；④ 精子顶体异常等。

如果需要解决以上几种原因造成的不孕，可以选择第二代试管婴儿技术。

（3）三代试管：既然前两种技术已经可以解决男女双方的问题了，那么为什么还会有第三代试管婴儿技术呢？因为科学家发现很多遗传疾病严重危害人类的健康，且不同程度地代代相传。所以，第三代试管婴儿技术的出现主要是为了阻断家族遗传疾病对下一代的影响。

三代试管婴儿又称为"胚胎植入前遗传学诊断"，简单地说就是从胚胎的多个细胞中取出一个或数个细胞，进行染色体甚至某些基因的诊断，丢弃异常的胚胎，移植正常的胚胎，让夫妻获得一个健康的宝宝。有些夫妻年龄较大、反复出现胚胎停育或自然流产怀疑与染色体或基因相关，或是夫妻一方携带异常染色体或基因等情况，这时医生可能建议他们考虑第三代试管婴儿。

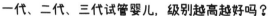

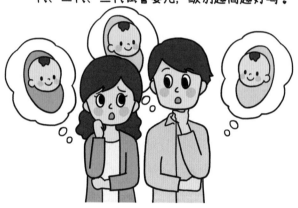

一代、二代、三代试管婴儿，级别越高越好吗？

▶ **第一、第二、第三代试管婴儿，级别越高越好吗？**

并不是。第二代试管婴儿，适用于严重少、弱精的患者，但二代试管操作时，将精子注入卵子的过程可能对精子内部造成稍许损伤，肉眼却无法看出。另外，其流产率约高于5%，高于第一代试管婴儿。

第三代试管婴儿流程上增加了植入前胚胎筛查的环节，主要目的在于预防遗传病，优生优育，但对胚胎的质量要求高，且无法一次完成流程，需要在胚胎发育到第5天后才能移植，可能会出现无健康胚胎可供移植。此外，第三代试管婴儿费用较贵。

可见，每一代试管婴儿技术都有自己的特点和适用范围，并不是级别越高就越好！适合自己的才是最好的。总结起来就是：一女二男三遗传！

小 贴 士

试管婴儿第一、第二、第三代没有优劣之分，医生根据患者夫妻实际情况来选择做哪一代更好。如果有意向进行试管婴儿治疗，一定要趁早，要知道高龄女性自然受孕的概率也会大幅降低，做试管的花费也会增加不少。

（梁　舟）

试管婴儿胚胎移植的那些事儿

·············· 病　例 ··············

　　小张夫妻刚做了试管婴儿，胚胎移植完回到家，小张听病友说需要长期卧床，这个那个都不能吃，她非常担心，睡不着觉，同时在网上搜索了许多帖子，越看越紧张。为了解决小张这类忧虑，医生在这儿把胚胎移植的那些事儿详细讲解一遍。

▶ 移植前憋尿越多越好吗？

　　胚胎移植前憋小便，目的是为了在B超引导移植的时候，在超声机上清晰显示子宫和子宫内膜的位置。不同于取卵时的B超，移植时B超引导是腹部超声，超声探头发出的超声波先经过膀胱的尿液，然后再经过子宫，根据超声成像原理，适度充盈膀胱有利于清晰显示子宫位置，有利于手术医生快速、准确地进行胚胎移植。胚胎移植前1～1.5小时开始喝水，大致1 000 mL左右，不需要极度憋尿，否则会造成心情紧张，甚至小便无法控制。

▶ 移植后能小便吗？会把胚胎漏出来吗？

　　小便是不会把胚胎冲出来的，不必因多虑产生一些不必要的心理问题，这样会影响胎儿在体内的发育。女性的尿道和阴道是两条分开各自独立的通道，解小便对移植的胚胎没有任何影响。如果把子宫比作饭碗，胚胎就像一个熟米粒，黏附在子宫内膜这块"饭碗侧壁"上，而不是装在子宫里的一粒"生大米"，站立或解小便就滚出来，所以移植后可以放心解小便。

▶ 移植后是不是必须卧床休息几天，不能下床？

移植完成后即可解小便，并且可以走出手术室，术后的正常行走活动对胚胎没有不利影响，因此不建议整日卧床。长时间卧床非但不能提高成功率，还会导致便秘、头晕、失眠等，影响血液循环，甚至导致血栓形成，对母体和胚胎均不利。我们鼓励每位患者在移植术后根据自身情况，适时、适量行走活动，促进血液循环，不要长期卧床。

▶ 移植后哪些东西能吃，哪些不能吃？

胚胎移植以后尽量不要吃生冷、辛辣、刺激的食物。饮食尽量清淡、富含营养、温暖并且容易消化。多吃富含优质蛋白质的食物，比如瘦肉、鱼、虾、鸡蛋、牛奶、豆制品等，同时要搭配新鲜的蔬菜、水果以及粗粮、干果。移植以后合理的膳食有利于胎儿的生长发育。移植后还要多休息，保证充足的睡眠和良好的心情。大部分女性在胚胎移植以后会存在紧张、焦虑等情绪，一定要做好心理调整。良好的心情对移植的成功率具有一定的积极意义。

▶ 肌内注射的孕酮油剂好，还是阴道用孕酮好？

孕酮油剂注射后由肌肉吸收，通过血液循环来到子宫，从而发挥药物作用，但是会有注射部位红肿、疼痛以及发生感染的风险。孕酮软胶囊或者凝胶，是通过阴道黏膜吸收后直接作用于子宫，子宫具有首过效应，血液中的含量极少，所以查血所得孕酮值偏低，优点是方便、无注射痛苦。两者的保胎作用一样，并无优劣之分。由于阴道用药避免了来去医院注射的辛苦，也避免了注射的疼痛，所以目前临床上以阴道用孕酮软胶囊、凝胶为主。

▶ 移植后7～8天就开始验尿，没有验出是意味着这个周期失败了吗？

试管婴儿移植的胚胎分为两种，第3天胚胎（卵裂胚）相当于受精后3～4天，第5天胚胎（囊胚）相当于受精后5～6天。胚胎移植后，移植的细胞团进入子宫腔内，并继续发育分裂成胚泡，准备植入，卵裂胚移植后着床的时间大概是5～7天，囊胚移植后着床的时间需要3～5天。由于个人体质的差异，胚胎着床的时间会略有不同，有的胚胎着床提前，也有的推迟1～2天，此时检测尿HCG的阴性并不准确，反而让患者更加焦虑。临床上也会碰到移植12～14天测尿HCG为阴性，但抽血提示妊娠阳性的情况，因此，一般我们建议患者按照正常的时间来医院检测HCG，确认是否怀孕后再制定后续治疗方案。

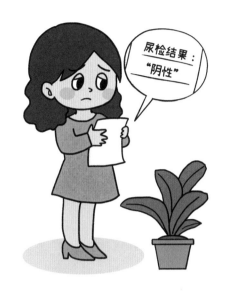

尿检结果：
"阴性"

▶ 移植成功怀孕后阴道出血要紧吗?

试管婴儿怀孕早期阴道出血其实比较常见，不必过于紧张，可遵医嘱适当使用保胎药物。但是，试管婴儿也有发生宫外孕、生化妊娠或胚胎停育等可能，这些情况需要通过查血激素、妇科超声来综合鉴别。因此，有明显出血时应及时到附近医院就诊。

小 贴 士

胚胎移植后可以正常生活、工作，不必也不建议长期卧床。子宫的位置和内膜结构，对胚胎来说，是人类进化后非常适宜生存的，不必担心胚胎掉下来。期间注意补充营养，保证休息，遵医嘱用药，不焦虑，用轻松的心态迎接新生命的到来。

（梁 舟）

促排卵治疗会导致卵巢早衰吗

病　例

小王夫妻结婚3年，自结婚起备孕，至今也没有动静。他们在双方长辈的催促下来到生殖中心就诊，经过一番全套的孕前检查，医生判断女方排卵障碍，如果想尽早怀孕，女方需要进行促排卵治疗。小王夫妻听了心里直打鼓，什么是促排卵治疗？

▶ 何为促排卵治疗？

来生殖中心就诊的女性朋友常常会听到"促排卵"这个词，而且会闻之色变，以为促排卵就会把卵子全用完了，导致卵巢早衰，甚至更年期提早。其实这是一个误解，要解释这个问题，我们就需要从源头讲起，何为"促排卵"。

简单的促排卵多用于月经不规则以及排卵障碍（卵泡不能自行发育成熟并排出）的女性朋友，可用于普通诱发排卵自然怀孕和人工授精助孕，具体的过程为月经期口服来曲唑或者克罗米芬等促排药物，间隔5～7天后超声监测卵泡生长情况，决定后续是否使用注射用HMG（尿促性素）促进卵泡的生长，卵泡接近成熟时注射HCG促进卵泡排出，从而指导同房或者人工授精时机。期间一般为1～2个卵子成熟，对卵巢功能没有任何影响。

接下来我们要介绍的是控制性超促排卵，对于准备接受试管婴儿治疗的女性而言，这是非常重要的第一步。

简单而言，控制性超促排卵是利用外源性的促性腺激素使卵巢内更多的卵泡生长，这样促排卵之后可以获得更多的卵子。在试管治疗的精卵结合过程以及受精卵发育过程中会淘汰一部分，所以促排过程中获得的卵子数量越多，理论上得到可移植胚胎的数量越多，那么我们试管婴儿成功率也就会越高。所以，我们需要对接受试管婴儿治疗的女性朋友进行超促排卵。

青春期的女性卵巢内约有30万颗卵子，其后30～40年以每天约30颗的速度耗损和萎缩。在不用药的情况下，每个月的一批卵泡中仅有1颗生长发育并排卵。这一批中其他的卵子随之凋亡，而超促排卵正是利用了同一个月经周期中的一批卵子都具有发育潜能的特点，给予足够支持所有卵泡发育的促卵泡生成素，打破它们的竞争，促使一批卵子同时发育成熟，避免这些卵子由于得不到足够的卵泡生成素而凋亡。因此，超促排卵治疗不会额外耗损卵子的数量，更不会导致卵巢早衰以及更年期的提前。

超促排卵药物的剂量和用药时间需要根据每位女性朋友的卵巢储备功能和卵巢反应而定。卵巢储备功能根据年龄、窦卵泡数以及基础内分泌来判断。理论上年纪越轻卵巢储备功能越好，35岁后女性的卵巢储备功能呈断崖式下降；窦卵泡计数需要在月经见红第2～5天进行B超检测；基础内分泌就是每个女性都会检查的FSH（卵泡刺激素）、LH（黄体生成素）、E_2（雌二醇）、PRL（催乳素）、T（睾酮）以及AMH（抗米勒氏管激素）等。根据这些情况，生殖医学科的主诊医生会制定试管婴儿治疗的促排卵方案，常见的方案包括拮抗剂方案、长方案、超短方案、短方案、非降调节方案以及微刺激等。

超促排卵方案中使用的药物有多种，作用也各有不同。有些方案需要使用垂体降调节药物，如达必佳、达

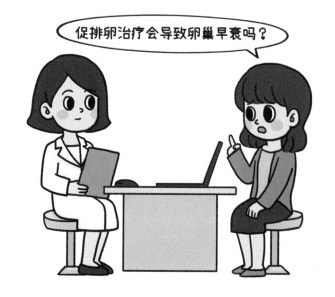

菲林等。常见的促使卵泡生长的药物有果纳芬、芳乐舒、HMG等。促排卵时间的长短并不是顾名思义的长方案时间长，短方案时间短。卵巢反应是决定促排卵时间主要的因素。在开始注射促排卵针后，主诊医生会根据B超检测的卵泡大小和内分泌激素测定结果判断卵泡生长的情况，决定注射药物的天数并调整促排卵药物的用量。一般而言，大多数女性促排药物的使用时间是8～14天，但具体天数也要看卵泡的生长情况，卵泡生长较快的女性朋友，促排卵的时间较短，可能只需要6～8天；相反，卵巢反应较低的女性使用促排卵药物时间就会延长，长者可达15～16天。

总而言之，促排卵治疗不可怕，大家要用科学的态度去看待；合适的促排卵方案会事半功倍，帮助女性患者朋友心想事成。

小贴士

当女性朋友在遇到生育问题，确实需要促排卵治疗时，请听从医生医嘱，按时用药，保持放松的心情和健康的生活习惯，肯定能够很快迎来"好孕"的消息。

（栾晓蕊）

总是内膜太薄怎么办

· · · · · · · · · · · · · · · · · · **病　例** ·

　　两位好闺蜜相约去做妇科超声检查，两人拿到报告后不由得比较起来，患者A纳闷："我的超声报告正常吗？内膜怎么只有5 mm呀？"患者B不安："我的内膜厚度是10 mm，会不会太厚了呀？"

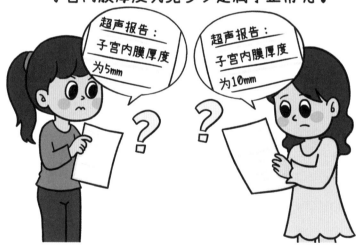

▶ **到底什么样的子宫内膜是正常的?**

　　究竟子宫内膜厚度多少是属于正常的？什么情况下属于内膜太薄？在弄清这个问题之前，首先了解下子宫内膜的细胞组织结构和功能。

　　子宫内膜分为功能层和基底层两层。内膜表面2/3为致密层和海绵层，统称功能层，受卵巢性激素影响发生周期性变化和脱落。基底层为靠近子宫肌层的1/3内膜，不受卵巢性激素影响，不发生周期性的变化。

子宫内膜的正常厚度为5～12 mm，会随着月经周期的变化而变化。在月经周期的1～4天，雌激素和孕激素水平急剧下降，子宫内膜发生脱落，厚度一般为5 mm左右；在月经周期的5～14天，即增生期，子宫内膜逐渐增厚，可达到5～8 mm；在月经周期的14～28天，即分泌期，子宫内膜在雌孕激素的作用下可达到8～12 mm。子宫内膜的厚度为8～10 mm时比较适宜受孕。

结合以上介绍，一般我们认为排卵期内膜在7 mm以下属于内膜偏薄，但对于年龄较大的患者，因内膜厚度会随着年龄增长而变薄，故对内膜厚度的要求需要适当放宽。

▶ 什么原因会导致内膜偏薄？

（1）不适当的宫腔手术操作：最常见的是流产清宫，这是妇科常做的一种手术，也是人工流产最常用的方式之一。为了达到手术的效果，必须要刮掉子宫内膜，如果刮得过浅，会导致内膜没有刮干净而出血，不得不进行二次刮宫；刮得过深，又会造成清宫过度、子宫内膜变薄等损伤，破坏子宫内膜基底层导致宫腔粘连。其次是宫腔镜下电切等操作，会导致内膜不可逆损伤。

（2）子宫内膜结核：主要是结核感染导致内膜损伤引起的，除了会造成内膜变薄外，还容易造成月经量减少甚至闭经的情况。

针对以上原因导致的内膜偏薄，我们首先针对基础疾病进行彻底的治疗，而对症治疗内膜偏薄有以下方案。① 药物治疗：可以在医生的指导下使用药物治疗，常见的有人工周期治疗等。② 手术治疗：可以进行宫腔镜治疗，如宫腔镜下粘连分解，或者放置节育环、球囊、雌激素膜片等方案，从而改善子宫内膜薄的情况。

小 贴 士

体检发现子宫内膜薄，不用过分害怕，及时就医，让专业的妇产科医生进行诊断及治疗。

（栾晓蕊）

试管婴儿能不能摆脱
宫外孕厄运

病　例

　　9月的某一天，诊室里突然来了一位女性，面容愁苦，紧紧按住右侧下腹部。她是张小妹，现年35岁，在3周前刚做了试管婴儿移植手术，一周前验血证实怀孕，之后一直阴道有暗红色出血淋漓不尽，由于验孕血HCG值偏低，主管医生叮嘱隔日复查血值，若腹痛随时看急诊。张小妹自验孕后这些天右下腹一直隐隐作痛，经过一番检查，抽血和超声结果都高度怀疑"宫外孕"。

▶ 回顾一下，什么是宫外孕？

　　宫外孕，专业学术名称为异位妊娠，是指受精卵在子宫体腔以外着床发育。异位妊娠依受精卵在子宫体腔外种植部位不同而分为：输卵管妊娠、卵巢妊娠、腹腔妊娠、阔韧带妊娠、宫颈妊娠。以输卵管妊娠最常见，近年来，由于剖宫产比例的增高，剖宫产瘢痕妊娠也明显增多。异位妊娠，是妇产科常见的急腹症，发病率约2%，是孕产妇死亡原因之一。

▶ "鹊桥" 输卵管到底有什么用？

　　输卵管为女性一对细长而弯曲的肌性管道，长度8～14 cm。输卵管妊娠占异位妊娠的95%左右。

　　输卵管对于女性受孕至关重要，其作用如下：① 拾卵、运卵的功能。② 是精子、卵子 "相遇" 的场所，并协助运输受精卵回子宫腔。③ 参与精子贮存、获能，并为受精卵提供发育的微环境与营养。

▶ 输卵管妊娠是什么造成的？

输卵管妊娠主要病因是输卵管管腔或周围的炎症引起管腔通畅不佳，阻碍受精卵正常运行，使得受精卵在输卵管内停留、着床、发育，由于"土壤"、血供和环境不良导致输卵管妊娠流产或破裂。

一般地说，我们的胚胎在试管移植后会在宫腔内游走2～4天才着床，但由于慢性炎症造成的输卵管病变，胚胎在游走过程中嵌顿于输卵管内，无法正常游回子宫，从而在不适合的地方扎根，变成"宫外孕"。所以说，宫外孕是不能通过辅助生殖（试管婴儿）来避免的！

▶ 切除输卵管仍不能摆脱宫外孕厄运？

开头提到的患者张小妹，2018年由于宫外孕（左侧输卵管妊娠）在当地医院保守治疗，行输卵管开窗取胚术。不料，一年后，小张再次宫外孕（右侧输卵管妊娠），当时就做了右侧输卵管切除术。实在没想到，2020年，小张保守治疗开窗取胚的左侧输卵管再次宫外孕，于是左侧输卵管也做了切除术。医生叮嘱小张："要避孕！如果想要孩子，建议做试管婴儿！"

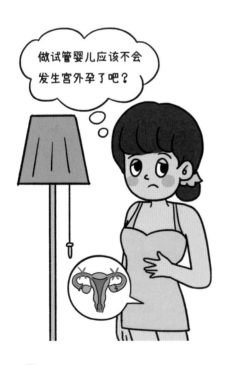

今年1月，小张经历了促排卵、取卵，成功进行了试管胚胎移植，可是她的验孕血HCG值一直比同孕期的正常怀孕女性低，因此被怀疑为宫外孕。小张表示自己左右侧输卵管都已切除，绝对不可能宫外孕！但是，多项检查结果均提示为宫外孕可能。次日，妇科行腹腔镜手术发现，小张近宫角处有很小一段左侧输卵管残留，而怀孕的孕囊就那么不巧地着床在这里！小张确实"第四次"宫外孕！妇科医生做了腹腔镜下左侧输卵管残端切除术。

　　真的是万万没有想到啊！本来小张想着来做试管婴儿就是为了避免宫外孕。难道切除双侧输卵管后行试管婴儿也不能避免宫外孕吗？！

　　那为什么切除了双侧输卵管，还是会宫外孕呢？虽然试管婴儿胚胎是人为放在母体宫腔内，但由于胚胎细胞分裂、发育，会到处游走，选择想要待的地方，万一它"溜出去"跑到输卵管里，还是会发生宫外孕。所以如果宫外孕手术时未从最靠近子宫的部分即输卵管根部切除，还是容易出现输卵管残端再次宫外孕的。

▶ 宫外孕后还会再次宫外孕吗？会不会有正常的怀孕，有健康的宝宝？

　　休息了3个月后，小张再一次来到生殖科移植之前冻存的胚胎，这次终于是在宫内的正常妊娠了，着床在合适的土壤和环境中！10个月后全家翘首以盼的这个极其珍贵、来之不易的小宝宝如期降临了！所有的努力和艰辛都没有白费！

　　出现宫外孕的女性如果再次怀孕，她的宫外孕的概率一般是比普通人大的，大概会有10%～15%的概率再次发生宫外孕。原因很明显，造成异位妊娠的原因是盆腔慢性炎症，慢性炎症本身是很难完全消除的，因此无论是切开取胚后的输卵管还是切除后残留的输卵管，都是存在一定问题的。也会有一半的人不孕不育，需要寻求辅助生殖科的帮助。但是不必因为怕再次宫外孕而不敢怀孕，咱们不能因噎废食呀！建议大家放松心态，避免精神过度紧张，大概率还是会有正常的宫内妊娠，即宫外孕后正常怀孕的情况的，可以像小张一样，迎来幸福生活！

小 贴 士

　　辅助生殖是运用医学方法对人的卵子、精子、受精卵进行人工操作，以达到助孕目的的技术。即使是试管婴儿也需警惕宫外孕的发生，所以建议遵医嘱定期检查；若出现异常症状，如不规则阴道出血、腹痛（下腹部撕裂样疼痛）、恶心、呕吐甚至晕厥，一定要及时就诊；胚胎移植后注意休息、避免剧烈运动，合理饮食，保持心情舒畅。

（王　瑶）

试管婴儿能保证龙凤胎吗

病　例

　　孙女士是一位事业型女性，万事讲求效率的她听说试管婴儿能生双胞胎，一次性解决两个，大大节省了时间，避免连续生育对事业的影响。她想，既然都试管婴儿了，那就索性要对龙凤胎吧！凑足一个"好"字。事不宜迟，孙女士赶紧来到了当地的生殖中心，咨询医生试管婴儿能否确保她怀上龙凤胎。

▶ 如何怀上双胞胎？

　　双胞胎，就是女性一次怀孕生下两个宝宝。大约每80名自然怀孕的女性中，有1名会怀上双胞胎。自然情况下，女性每个排卵周期一般仅能排出1枚卵子，因此怀上双胞胎可能存在两种情况。一种，女性因为某些原因（遗传、内分泌、环境等因素），一次排出了2枚卵子，这2枚卵子又都受精并发育成了两个胚胎（异卵双胎）；另一种，女性只排出了1枚卵子，但是这枚卵子受精后，在胚胎发育的早期分裂成了两部分，这两部分又各自独立发育（同卵双胎），这种情况多受遗传影响，但更少见，发生率大约在0.3%。近年来，随着不孕症发病率的逐步攀升，辅助生殖的应用也越来越广泛，试管婴儿技术有同时移植两枚胚胎的可能，因此，怀上双胞胎的比例自然有所提高。总体来说，女性人群中怀双胞胎的比例提升到了2%～4%，远高于试管婴儿技术发明前的1/80。

▶ 我想要怀双胞胎，试管婴儿能让我得偿所愿吗？

　　试管婴儿就是使精子和卵子在体外结合，并将培养好的优质胚胎移植回妈妈体内的辅助生殖治疗手段。考虑到双胎妊娠的风险，目前国内外大多提倡每次只移植1枚优质

胚胎，只有对于部分生育力显著低下的女性，例
如试管婴儿失败史、高龄等，才考虑一次移植2
枚胚胎。那么，这样就能保证怀上双胞胎吗？
错！胚胎在移植入子宫后是否能够正常地和母体
建立联系，受到多种因素的调控，是一个十分精
密的过程。胚胎的发育潜能，母体子宫的内膜条
件、内分泌环境等，都会影响这个胚胎着床，结
果是无法预知的！整个过程类似于"种子能不能
在土壤里生根发芽"，试管婴儿移植手术只是把
胚胎这个"种子"放进子宫腔，但是胚胎能否在
子宫内膜"生根发芽"是无法确定的。

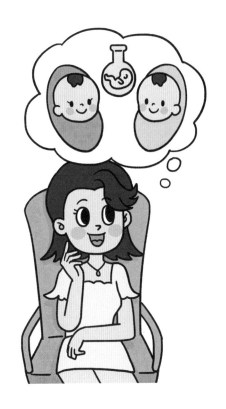

　　因此，在移植2枚胚胎的情况下，怀双胎、
单胎、甚至不怀孕的情况都存在。

▶ 试管婴儿技术能定制龙凤胎吗？

　　如前所述，试管婴儿首先不能保证怀双胞胎，即使怀的是双胎也不能保证是龙
凤胎。宝宝的性别是由精子决定的。在试管婴儿的治疗中，精子和卵子的结合是随机
的，能不能"看对眼"更看缘分，因此胚胎是男性或女性也是一个随机事件。此外，
携带X和Y染色体的精子和胚胎长得都一样，对于未行特殊检测的胚胎来说，医生无
法通过肉眼观察来确定早期胚胎的性别。并且我国法律规定，不能进行性别筛选。只
有在一些特定的情况下，例如某种家族遗传病只传给特定性别的后代，医生在评估后
为了阻止遗传病向后代传播，才会给胚胎进行三代试管检测（植入前遗传学诊断），来
确定胚胎性别。在其他情况下，通过试管婴儿出生的宝宝性别都是随机的。对于怀上
双胞胎的妈妈来说，龙凤胎当然是有可能的，但两个男孩或两个女孩也是非常常见的。

▶ 试管婴儿怀的双胞胎与自然妊娠怀的双胞胎一样吗？

　　双胞胎可以分为两种，即同卵双胎和异卵双胎。前者是由同一个受精卵分裂而来

的，两个宝宝在妈妈的子宫里共住一个房间。由于两个宝宝来源于同一个受精卵，原始遗传物质相同，因此出生后长得一模一样，一眼就能辨认。后者则是由两个独立的受精卵各自发育而成，两个宝宝分别来源于两个不同的受精卵，因此他们的关系更像是一个家庭出生的兄弟姐妹，长相相似，但又不完全一样。试管宝宝中的双胞胎大多为异卵双胎，源于我们移植的2枚胚胎都成功着床，不过，也有一小部分是由单个胚胎分裂发育而来的同卵双胎。

▶ 生双胞胎真有那么好吗？

诚如孙女士所想，很多女性觉得同样十月怀胎，能一次生两个孩子省时省事，可以免去再次怀孕及生育带来的种种麻烦。然而，也应该认识到，怀孕和分娩本身具有一定风险，安全性才是应该放在首位的问题。跟每次只怀一个宝宝相比，双胎妊娠的风险往往更大，可能会导致流产和早产的概率增加，妊娠期合并症如妊娠高血压、妊娠糖尿病的发病率升高，宝宝出生缺陷的发生率也会升高。因此，生双胞胎无论对于妈妈还是宝宝的健康，不利影响风险都是增加的。尤其是对有子宫手术史或身材矮小的女性来说，怀双胞胎还会增加子宫破裂、难产的风险。鉴于双胎妊娠的风险性，在辅助生殖治疗中，双胎妊娠是被列为试管婴儿的并发症来看待的。我们追求的应该是尽量安全的妊娠和分娩，带来一个健康的宝宝，并非一味追求"省事"，盲目羡慕双胞胎。

小贴士

胚胎移植后能否在子宫内膜着床，受到胚胎质量、子宫内环境和内分泌的多重影响，因此试管婴儿移植2枚胚胎≠双胞胎！此外，试管婴儿治疗中精子和卵子的结合是随机的，因此胚胎是男性或女性也是一个随机事件，即使怀了双胞胎，也不能保证是龙凤胎。需要特别指出的是，没有医学指征的性别筛选在我国是不合法的。若移植两枚胚胎且都着床，出生的是异卵双生的双胞胎，关系更像一家的兄弟姐妹；若移植单个胚胎着床，胚胎分裂出生的双胞胎则是同卵双生，将长成一模一样的两个宝宝。但由于双胎妊娠的母婴风险较大，辅助生殖中建议单胚胎移植以减小双胎妊娠的发生率。

（江抒恬　王　瑶）

三代试管婴儿一定能生出
健康的宝宝吗

> **· · · · · · · · · 病　　例 · · · · · · · · ·**
>
> 　　小丽和小云是多年的好友，但是没想到两人竟然都因为生育问题来到医院做试管婴儿。虽然都是试管婴儿，方案却不相同。小丽是输卵管堵塞不孕，医生推荐做了一代试管；而小云是习惯性流产，医生推荐做了三代试管。某一天，在相约产检的时候，两个小姐妹闲聊了起来。
>
> 　　小丽："小云，听说三代试管是经过基因筛选的，产检应该不用做畸形筛查了吧？"小云："我也这么想，但是医生告诉我说不管几代试管婴儿，该做的检查项目一样都不能少。"

▶ 什么是试管婴儿？为什么这么多代？

　　相信不少病友都跟小丽和小云一样，觉得明明是最新的技术，也做了基因筛查，产检的项目为什么还是一样都不能少呢？这就需要了解试管婴儿到底是一项什么样的技术，以及不同技术之间的差别是什么。

　　所谓"试管婴儿"并不是真的在试管中养婴儿，而是通过医疗手段，帮助无法自然怀孕的夫妻怀孕的技术，因此也叫做辅助生殖技术。试管婴儿只是一个通俗的叫法。对于不同的患者，虽然都是多年的不孕不育，但是具体病因可能完全不同，那么也就需要使用不同的技术助孕。我们常说的一代、二代、三代试管婴儿，就是目前经常采用的3种辅助生殖技术。3种技术本身并没有优劣之分，只是因为出现的时间有先后，才有了叫法的不同。

一代试管婴儿通常为了治疗女性问题导致的不孕，分别从男方和女方身上取出精子和卵子，放在体外受精之后再移植到女性子宫发育，我们通常比喻为卵子与精子的"自由恋爱"。二代试管婴儿则是为了解决男性问题导致的不孕，挑选"好看""健壮"的精子通过显微操作，直接注射到卵细胞中的技术，可以帮助精子顺利进入卵细胞，完成受精。三代试管婴儿是指将利用二代技术拿到的受精卵体外培养 5～7 天，然后从养好的胚胎取一部分细胞进行遗传分析，从中筛选出遗传物质正常且发育良好的胚胎进行移植。三代试管婴儿是在二代的基础上增加了遗传分析。

按方抓药，对症治疗。选择哪种技术助孕，需要结合自身病因和条件综合判断。

▶ 什么时候需要做三代试管？

当然是遇上一代、二代试管婴儿不能解决的问题。一代和二代试管婴儿本质上是帮助不孕不育的患者夫妻体外完成受精过程，并不对胎儿进行遗传学的分析。如果获得的胚胎会因遗传问题致死、致畸或者有很大的遗传病风险，一代、二代技术是不能有效辨别并规避的。

三代试管婴儿技术就主要适用于那些双方或一方存在严重染色体异常，或者双方携带某些单基因遗传病基因的夫妻，如夫妻双方都是同种类型的地中海贫血基因携带者、染色体易位等。这些患者自然怀孕或者仅仅应用一代或二代试管婴儿技术，很可能出现后代严重畸形、严重遗传病、胚胎停育、胎死宫内等情况。通过三代试管筛选，可以将携带这些不良遗传物质的胚胎去除，只选取正常的胚胎进行移植，帮助患者夫妻生育健康的宝宝。

但是由于现有的检测技术的也存在不小的局限性，即使是三代试管婴儿也不能够筛查所有的遗传性疾病。部分遗传病，包括非常复杂的染色体异常，还需要等待医学技术的进一步发展才能解决。

▶ 既然可以筛选胚胎，为什么三代试管婴儿的宝宝还需要做畸形筛查？

　　为了不影响胚胎的正常发育，三代试管婴儿通常是选取滋养层细胞（而非胚胎中的细胞）进行遗传物质检测分析。滋养层细胞，我们可以简单理解为将来发育成胎盘的细胞，并不是将来发育成胎儿的细胞，检测结果也就不能完全反映胚胎的真实情况。

　　另外，由于技术限制，一些复杂的遗传疾病尚不能够被筛查出。而且除了遗传因素之外，环境因素也是影响胎儿正常发育非常重要的因素。孕期营养不良，接触感染，药物，射线，环境污染等均可能导致胎儿发育异常。胚胎移植前的遗传学筛查，并不能一劳永逸地解决胎儿发育的所有问题。因此，三代试管婴儿的宝宝产检期间还是需要常规进行畸形筛查，才能尽可能保证患者生产健康的宝宝。而一代和二代试管婴儿仅解决不能自然怀孕的问题，所以一代和二代试管婴儿的宝宝与自然怀孕的宝宝一样也需要接受正规的畸形筛查。

▶ 怀孕过程中哪些情况会导致胎儿畸形？

　　胎儿畸形的病因很多，除了胎儿新发或遗传自父母的遗传因素，母体营养因素，父母危险因素的暴露等都是常见的风险因素。营养因素包括孕妇的营养不良、肥胖、糖尿病、叶酸缺乏等。父母危险因素的暴露则包括感染、摄入禁忌药物、接触毒物和放射物等，例如TORCH、梅毒感染，接触农药、重金属等都可能导致胎儿发育异常。另外，母亲高龄、吸烟、酗酒也和胎儿畸形密切相关。

小 贴 士

　　随着现代人们生活观念的变化，人们生育年龄在逐渐推迟，高龄生育率不断增加，通过试管婴儿技术寻求生育帮助的夫妻越来越多。试管婴儿技术帮助很多夫妻解决了求子路上的困难，而三代试管婴儿技术的发展为生育健康宝宝保驾护航。求子成功后的孕妈妈们还需保持良好、健康的生活习惯和心态，按时做好产检，生育一个健康的宝宝并不困难。

（张　静）

篇 六

走近生殖免疫

为什么我总是保不住我的宝宝?

子宫内膜薄能否备孕?

低分子肝素是保胎神药吗?

您真的了解早孕期"孕3项"吗?

揭开孕前遗传学检测的神秘面纱

遗传学咨询

……

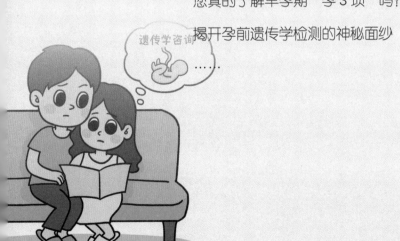

为什么我总是保不住
我的宝宝

· **病　　例** · · · · · · · · · · · · · · · · · ·

　　李女士今年36岁，事业有成，家庭和睦。但她却始终被一个心结困扰，结婚多年的她曾多次怀孕，却每次都流产了，看着周围的同事、邻居在朋友圈不停晒娃，一家人其乐融融的样子，李女士就感到非常沮丧，心里总有个疑问：明明每年体检身体都好好的，为什么我总保不住我的宝宝？

▶ 流产了一次需要去全面检查吗？

　　有些女性流产一次就感到非常焦虑，总觉得自己肯定有什么问题，便跑去医院希望医生能给自己做一个全面的检查。其实10％～15％的育龄妇女都曾发生过一次自然流产。但如果与同一配偶连续发生2次以上在妊娠28周之前的妊娠丢失，就要警惕自己是否会变成复发性流产。研究表明，不经治疗的复发性流产患者，再次发生妊娠丢失的概率会比正常人群高出40％以上。

　　如果患者仅有一次流产史，除非家族里有人或自身被诊断患有自身免疫性疾病或者血栓性疾病，医生是不推荐进行全面的流产病因筛查的，只有复发性流产人群才建议进行相关的病因筛查。

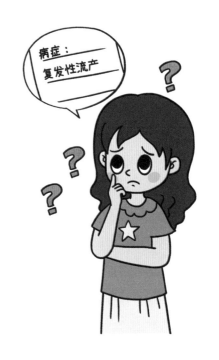

病症：
复发性流产

▶ 为什么发生复发性流产的女性越来越多？

近年来，由于晚婚晚育的社会风气及二孩、三孩政策的颁布实施，高龄孕产妇逐年增加。流行病学调查显示，年龄和既往流产次数是复发性流产的两个主要危险因素。女性超过30岁流产风险会显著增加，45岁以后流产的风险可达50%以上。且随着流产次数的增加，再次流产的发生风险也将显著增加。所以，发生反复流产后需要及时查找病因，积极治疗。

▶ 为什么会发生复发性流产？

胚胎的发育就像种子的发育，离不开肥沃的土壤和合适的环境。胚胎就像种子，只有优质的种子才能发芽结果，同理遗传物质正常的优质胚胎是成功妊娠的关键。子宫内膜就像土壤，正常的子宫形态、足够的子宫内膜厚度以及血流供应能为胚胎发育提供必要的营养。内分泌、免疫环境、血流状态就像阳光雨露，维持着胚胎发育所必需的良好环境。其中任何一个环节出现问题都可能导致流产的发生。

▶ 体检指标都是好的，我还需要检查些什么？

优质的"种子"是妊娠成功的第一步，自然流产最常见的原因是胚胎中的染色体结构和数量异常，比例可达50%～60%，因此如果不幸连续发生2次以上流产，建议将流产的胚胎组织进行染色体核型分析。此外，建议夫妻双方也进行染色体核型分析，并检查男方精液，有异常尽早进行遗传咨询。

子宫解剖结构、子宫内膜厚度及血流指数、子宫动脉血流指数等好比"土壤"，"土壤"是否肥沃将会影响"种子"发育是否正常。子宫内膜薄、宫腔粘连、先天性子宫畸形、黏膜下肌瘤等都会影响胚胎着床和发育，进而导致流产的发生。所以，常规的妇科超声检查、子宫动脉血流的测定及孕中晚期宫颈机能监测都能尽早发现异常，及时用药物甚至手术进行干预治疗。

胚胎发育也受到全身因素的影响，其中免疫因素起着关键性的作用。复发性流产患者需进行自身抗体的检查，如抗磷脂抗体、抗核抗体谱等。这些免疫指标异常往往可以导致流产、死胎、早产、先兆子痫和胎儿生长受限等诸多不良妊娠结局。如果经常出现口干眼干、脱发、皮疹、关节痛等表现，要当心可能存在自身免疫病，常见的有抗磷脂综合征、系统性红斑狼疮和干燥综合征等。

凝血功能异常也是引起反复流产的重要因素。怀孕后准妈妈们的血液呈现生理性的高凝状态，但如果血液中某些抗凝或促凝因子的数量、功能异常，则会使准妈妈们处于一种易于形成血栓的病理状态，甚至最终导致血栓形成，后果非常严重。因此孕前凝血功能检查必不可少。

此外，内分泌因素（如甲状腺功能异常、高催乳素血症、黄体功能不足、多囊卵巢综合征等）也与复发性流产密切相关，内分泌功能紊乱可能扰乱子宫内膜蜕膜化过程，"土壤"不够"肥沃"，导致流产在内的各种不良妊娠结局。

复发性流产还与环境因素、心理因素及不良生活习惯（如吸烟、酗酒、饮用过量咖啡、滥用药物和吸毒等）有关。不良生活习惯及心理因素如焦虑、抑郁都会导致流产的发生，建议复发性流产患者戒烟，避免酗酒，积极锻炼，保持合适的体质指数，必要时寻求心理疏导。

▶ 筛查出异常指标，接下来怎么办呢？我还能再怀孕吗？

部分免疫和凝血指标1次检查结果异常有偶然性，间隔4～6周需进行复查，2次结果均异常才有临床意义。筛查结果出现异常也莫慌，医生会结合流产史、家族史、实验室检查等，给出合理的用药建议。用药后患者需定期复查，及时根据检查结果调整药物剂量，孕后加强产检，保持健康的生活方式和良好的心态，再次发生不良妊娠结局的概率将会大大减少。

小 贴 士

一次流产莫心慌，复发性流产也并不可怕，积极就医筛查病因，并进行科学治疗，保持健康的生活方式和良好的心态，愿每对想要宝宝的夫妻都能好"孕"相伴！

（赵爱民　张晓欣）

子宫内膜薄能否备孕?

病　例

34岁的小吕,在结婚后不久因为胚胎停育做过2次人流。那时候,她觉得自己年纪还小,怀孕的机会大把,并不重视这2次胎停,也没有去做任何检查。今年,当她得知自己又一次怀孕,满心欢喜地等待新生命到来时,却再一次胎停了。此时,小吕才开始重视这个问题,经检查发现,此次流产很可能是因为她的子宫内膜太薄了!

▶ 什么是子宫内膜?

女性月经来潮以及胚胎的生长发育与子宫内膜密切相关。正常情况下,子宫内膜会随着卵巢激素的调节,由薄变厚,再由厚变薄,周而复始,循环往复。以28天的月经周期为例,一般在周期的第5～7天,月经刚结束,子宫内膜脱落得七七八八,此时子宫内膜最薄,一般约5 mm;而到了第24～28天,在雌孕激素的作用下,子宫内膜增厚,厚度可达8～12 mm。

那么,什么样的子宫内膜可以称之为"薄"呢?目前为较多学者认可的定义是:在排卵日(排卵多发生在下次月经来潮前14日左右,以28天的月经周期为例,一般月经周期的第14天即为排卵日),经阴道超声测定子宫内膜厚度小于7 mm者,即为薄型子宫内膜。

▶ 子宫内膜与怀孕有什么关系?

如果把"受精卵"比喻成种子,那么子宫内膜就是孕育种子的"土壤"。众所周知,种子发育需要一定的养分,贫瘠的土壤是无法支持种子生长发育的。退一步说,即使种子可以生长发育，也有很大的可能性不能结出优质的果实。

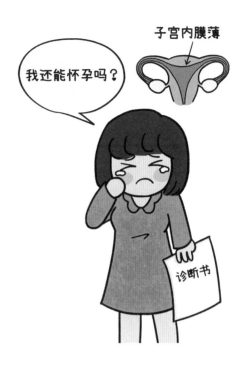

我还能怀孕吗？

子宫内膜薄

诊断书

▶ 为什么子宫内膜会变薄？

使子宫内膜变薄的原因有很多。研究表明，超过40岁的女性发生子宫内膜薄的概率高达25%，所以，生孩子宜趁早！另外，手术如多次人流或诊刮史，都会人为地使子宫内膜变薄，手术的并发症可能导致内膜基底层永久性地受损。小吕的子宫内膜薄可能与她之前两次人流史有关。子宫内膜薄还可能与某些疾病有关，如子宫内膜的炎症或者结核累及内膜。还有就是内分泌因素，雌激素可以刺激子宫内膜增生变厚，某些疾病（如多囊卵巢综合征）或药物（拮抗雌激素药物）可导致雌激素分泌不足，雌激素始终处于低水平状态，那么子宫内膜自然也就变薄甚至萎缩了。

▶ 子宫内膜薄该如何备孕？

对于月经量明显减少，有过多次流产史、刮宫史，未避孕半年仍然未孕的女性，可以在排卵日后5～9天做一个阴道B超来检查内膜厚度明确诊断；还可以通过超声来测量子宫内膜以及双侧子宫动脉血流指数，评估子宫内膜的容受性，也就是子宫内膜对受精卵的接受能力，子宫内膜对受精卵的接受程度越高，那么怀孕的概率自然也就越高了。

▶ 子宫内膜薄该如何治疗？

经过医生详细评估，明确了引起子宫内膜变薄的病因，便可以对症治疗了！如果是结核累及内膜，那么最重要的就是要进行规范的抗结核治疗；如果是非结核性的子宫内膜炎，一般会在子宫内膜脱落后（即月经过后）自行好转，这种情况无须特别处理，但如果月经过后并未好转，可以结合细菌培养和药敏实验诊断后，用抗生素治疗。此外，许多药物也可以改善子宫内膜薄的情况，像雌激素、人绒毛膜促性腺激素（HCG）、生长激素等，但需要注意的是，所有药物都需要在医生的指导下使用，并定期复查相关指标，评估用药效果并及时调整剂量。同时，摆正心态非常重要，注意健康饮食，养成良好的作息，规律运动，注意性生活健康，没有生育需求时，做好避孕措施，尽量避免"意外"发生。

小 贴 士

　　当您出现月经量突然减少，或者发生多次自然流产时，不要不以为意，要警惕您的子宫内膜情况，尽早去医院检查。确诊为薄型子宫内膜后，也不用太过慌张，听从医生的建议，合理用药、健康生活，相信"盐碱地"也可以变成"沃土"。

（张晓欣）

低分子肝素是保胎神药吗

病　例

对于新晋孕妈小张来说，低分子肝素是一种既陌生又熟悉的药物。曾经胎停3次的经历让她格外谨慎。在备孕期间，小张总是问医生，"我看其他有流产经历的孕妈都天天打肝素，听说能帮助我们这些复发性流产患者保胎，我能不能也开始打？"到了孕期，医生开具了肝素医嘱后，她又着急地询问："一定要打肝素针吗？会不会到时候大出血，有健康风险？"对保胎好处怀着期望，对不良反应表示担忧，小张对肝素的心情可谓是矛盾至极。

▶ 什么是肝素？

肝素是一种医学领域常用的抗凝药物，分为普通肝素和临床上使用更为普遍的低分子肝素。低分子肝素由普通肝素通过酶或化学方法解聚而产生，相对分子质量小，安全性更高，不良反应也更少。常用的低分子肝素种类有那屈肝素钙、达肝素钠、依诺肝素钠等，给药方式为皮下注射，也就是患者常说的"打肚皮针"。

▶ 肝素真的是"保胎神药"吗？

低分子肝素是妊娠期抗凝的主要治疗药物，通过抑制凝血因子Xa活性，从而快速抑制血栓形成，但不影响血小板聚集。相比起普通肝素，在达到有效抗凝作用的同时降低了出血风险。

除了抗凝功能以外，低分子肝素还有其他作用，如抑制自身抗体产生的免疫反应，促进滋养细胞的功能，保护血管内皮，促进胎盘形成等。总之，在使用得当的情况下，低分子肝素确实可以对成功妊娠起到正向的作用。不过，并不是所有孕妈妈都要使用低分子肝素。

▶ 哪些情况需要使用肝素？

低分子肝素的最主要作用还是预防和治疗血栓。由于其抗凝作用高效，且不良反应小、安全性高，近年来，低分子肝素在生殖医学领域的应用日益增多。尤其是用于复发性流产患者的治疗，如由抗磷脂综合征、易栓症和自身免疫性疾病等引起的复发性流产的治疗，可提高复发性流产患者再次妊娠的活产率，改善妊娠结局。

▶ 如何知道孕期是否需要打肝素？

有备孕打算或已经怀孕的女性，如果曾经有过2次以上的不良妊娠史或家族里有人（包括本人）曾经有过血栓史，则需在生殖免疫科或风湿科等相关科室医生详细评估后，确认疾病治疗确实需要再进行使用，用药剂量和频次也需由专业医生决定，切不能擅自加用或加量哦，毕竟任何药物都还是有一定副作用或不良反应的。

▶ 怀孕期间打肝素安全吗？

目前认为妊娠期使用低分子肝素对于母亲和胎儿还是相对安全的。低分子肝素不会通过胎盘，也不分泌于乳汁中，为妊娠期B类药物。母体的不良反应比较少见，常见的不良反应包括出血、过敏、肝功能异常、注射部位皮下淤血或瘀斑、瘙痒、荨麻疹等，但多数症状较轻，不影响治疗，少数患者会出现严重的过敏反应，血小板降低。因此，使用肝素时需定期监测血常规、肝肾功能等，如出现不良反应要及时和主治医生沟通。

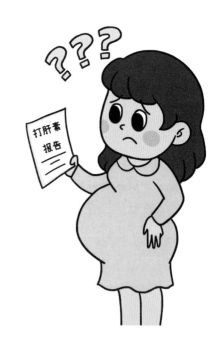

▶ 拿到肝素针剂后，该如何注射？

先要知道打针的具体部位。腹部皮下组织疏

松，脂肪较厚，毛细血管相对较少，所以常选择腹部作为低分子肝素皮下注射的首选部位。其他部位如上臂三角肌下缘，注射时痛感明显，用药依从性差，而大腿外侧注射拔针时容易出现漏液。选择腹部作为注射部位还可降低淤青、血肿、疼痛等不良反应的发生率，减轻不适感。

腹部面积这么大，在哪里进针也有讲究。一般注射部位选择在肚脐上下5 cm，左右8～10 cm处，避开脐周1～2 cm。可以有规律地轮换注射部位以减少淤血、瘀斑，两处注射点的间隔距离应至少在2 cm。

孕期打肝素是一个持久战，总不能天天跑医院吧。肝素的注射方法为：用拇指和示指夹起腹壁的皮肤，使腹部皮肤形成一道皱褶，在捏起皮肤的最高处垂直进针，深度以针头完全刺入捏起的皮肤为宜，随后松开被捏起的皮肤，轻稳推注药液，垂直拔出针头，用棉球按压5 min以上。

小贴士

低分子肝素是妊娠期抗凝的常用药物，可应用于由易栓症和自身免疫病引起复发妊娠丢失的患者，对母亲和胎儿均有着相对良好的安全性。对于肝素的使用，不必趋之若鹜，也不用避之不及，遵从医生的医嘱即可。

（张晓欣）

您真的了解早孕期"孕3项"吗

病　例

结婚以后，小林一直憧憬着能有一个自己的孩子，可惜天不遂人愿，前2次都在怀孕50天左右发生了流产。这一次，小林又发现自己怀孕了，周围的同事、朋友都对小林说要隔天监测孕3项，还纷纷晒出了自己的化验单，小林一看，别人的指标都比自己高不少。这天早上，小林上厕所的时候竟然发现自己流了褐色的分泌物，她一惊，赶紧去医院找医生。

▶ **什么是"孕3项"？**

"孕3项"通常是指"人绒毛膜促性腺激素（HCG）""孕酮""雌二醇"这3项，是早孕期胚胎发育过程中发挥重要作用的3种激素。HCG最早可在受精10天后在母体血清中被检测到，是判断是否怀孕的重要"风向标"。在早孕期，HCG水平随孕周增长逐渐升高，8～9周达到最高峰，随后逐渐下降。孕酮在非孕期及孕10周前主要由卵巢黄体分泌，孕8～10周后，就像跑接力赛一样，分泌孕酮的接力棒逐渐由卵巢交接给了胎盘。雌二醇在怀孕早期主要由卵巢产生，10周后主要由胎儿-胎盘单位合成。在整个孕期，雌二醇水平会逐渐上升，直至孕晚期。

▶ **什么样的HCG水平才算正常？**

早孕期HCG变化范围极大，并没有所谓的"标准值"。即便怀孕天数相同，不同孕妇间HCG水平也可能差数倍甚至数十倍。有些孕妇HCG水平比大多数人都要低，但依然可以顺利继续妊娠，也有些孕妇HCG值非常理想，仍然发生了胚胎停育。所以，当您拿到一张HCG检测的报告单，应该交由医生评判是否正常，并结合超声检

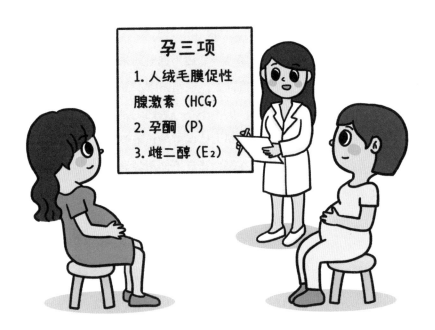

查结果综合判断，不用和其他孕妇比HCG值！另外，不同医院监测得出的HCG数值也会有所不同，如果需要动态观察HCG的变化趋势一定要在同一家医院监测，而且检验的时间最好也是固定的。

▶ HCG需要隔天翻倍吗？

在传统观点里，通常认为HCG值要隔天翻倍才是怀孕的"理想状态"，但其实并不是这样。HCG的增长速度在约5周后便会逐渐放缓，不再"隔天翻倍"，9周左右达到峰值，随后便会缓慢下降。因此，不要一看到HCG没有翻倍就感到惊慌，这完全有可能是正常的生理规律哦。

但是，倘若在妊娠的极早期，比如5周以内，就出现了HCG几乎不增长、甚至下降的情况，那么此次妊娠的结局多半是不好的，应该及时就医，排除生化妊娠甚至是异位妊娠的可能。

说到底，HCG水平只反应绒毛活性，并不能直接和妊娠结局挂钩；HCG增长慢，有可能反映了一些问题，但需要医生做进一步检查才能判断；而HCG增长速度正常，也不是拿了一张"免死金牌"，还需要按时完成其他检查，定期向医生报到。

▶ 为什么孕酮和雌二醇会比上次抽血时低?

孕酮在早孕期呈现"脉冲式"分泌,一天内不同时间采血,如分别在"波峰"和"波谷"采血,检测结果可能相差10倍以上,检测孕酮水平低,有可能是因为检测的时间恰好在孕酮分泌的低谷期。雌二醇的水平在一天内倒是相对稳定,但偶尔可能会出现波动,只要从长远来看,雌二醇水平大体保持增长趋势即可。

另外,很多复发性流产的患者会在医生指导下使用各类雌孕激素制剂,不同种类的药物在提升血清孕酮、雌二醇水平方面有不同的表现,因此,这些患者的抽血检查很难反映出体内孕酮和雌二醇的真实水平。

▶ 早孕期需要通过打"HCG针"和"孕酮针"之类的提高"孕3项"水平吗?

"孕3项"的水平其实反映了绒毛活性和滋养细胞功能,也就是说,"孕3项"水平低,其实是胚胎自身发育不良的"果",而不是"因"。如果胚胎本身质量不好,哪怕通过打针得到了一张漂亮的孕3项检查报告单,也对改善胚胎质量、改变妊娠结局无济于事,反而可能影响医生正确判断病情。因此,如果仅仅因为HCG翻倍不理想或孕酮水平低,不建议在怀孕早期通过打"HCG针""孕酮针"等提升孕3项水平。

▶ 需要隔天检测"孕3项"吗?

对于正常孕妇,不需要隔天监测"孕3项"水平。曾经有过不良妊娠结局、试管移植的孕妇等特殊群体,可在医生指导下按要求监测HCG水平。而孕酮和雌二醇,因为检测结果差异大、准确性低、参考价值有限,就没必要监测啦。6～7周后,可直接通过B超检查监测胚胎发育情况。反复监测孕3项,既浪费钱,还会徒生焦虑。

如果孕早期出现了少量阴道流血和(或)下腹疼痛等先兆流产症状,可隔天在同一家医院监测HCG水平,B超排除异位妊娠后,可在医生指导下口服适量孕激素治疗。若HCG动态变化趋势在正常范围内,症状缓解,则无须特殊处理,定期复查B超了解胎儿宫内发育情况即可;若症状加剧,如阴道内大量鲜血排出、腹痛加重难以缓解、有组织物掉出,则需及时前往急诊就医。

小　贴　士

　　孕3项并非早孕期的必测项。如果您是一个初次怀孕的适龄女青年，既往也没有病史，那不妨在早孕期放宽心，没必要反复监测孕3项水平，更不要仅仅因为孕3项指标不理想就盲目滥用药物。如果孕早期出现了先兆流产的症状，不要惊慌，尽快就医，在医生指导下用药观察。

（张晓欣）

扎紧宫颈这条"绳圈"

▶ 什么是宫颈功能不全呢？

通俗地说，如果把子宫比作袋子，袋子里装着的是孩子，那么宫颈就是扎紧袋口的绳圈。如果宫颈这个绳圈松弛，随着孕周的增加，宫颈无法承受不断增大的胎儿，导致足月妊娠前出现进行性、无痛性宫颈缩短、扩张、展平，最终导致妊娠中晚期流产及早产，这就是我们常说的宫颈功能不全。

▶ 什么原因会导致宫颈功能不全呢？

导致宫颈功能不全的原因一般分为先天性和后天性。先天性原因比较多见，如先天性子宫发育不良，单角子宫、双角子宫、纵隔子宫等，宫颈过短或形态异常，宫颈胶原纤维少等。后天性原因常常和手术、药物、疾病有关，如多次流产导致反复刮宫、分娩、因宫颈疾病行宫颈手术等；年龄、遗传、多囊卵巢综合征、肥胖也会对宫颈产生一定影响。

▶ 哪些孕妈妈需要孕期严密检测宫颈功能？应该怎么处理？

对于单胎妊娠、有3次及3次以上中晚期流产或早产史的患者，可在妊娠11～

14周进行预防性宫颈环扎，可显著降低早产率，改善妊娠结局。对既往有自发性早产史或有其他危险因素的患者，应在妊娠12～24周进行经阴道超声评估宫颈长度，每1～2周进行1次，当妊娠24周前发现宫颈长度进行性缩短或宫颈长度小于25 mm时，可考虑进行宫颈环扎术。既往没有自发性早产史或高危因素者，在妊娠24周前偶然发现宫颈长度小于25 mm，不需要进行宫颈环扎术，多休息，观察腹痛、宫缩等，定期复查B超，加强产检就可以了。在孕中期对有无痛性宫颈扩张、羊膜囊楔入宫颈管甚至脱出宫颈外口者，可考虑采用紧急环扎术。

▶ 怎样才能及时发现宫颈功能不全呢？

在怀孕前及怀孕初期，这些患者往往没有任何症状，随着孕周增加，部分孕妈妈可能会出现下腹部坠胀感、腰酸不适、阴道少许出血或黏液样白带等，严重的话会出现阴道大量流液，往往这时已发生胎膜早破。因此，有过孕中期流产或早产史、宫颈手术史、多次刮宫的孕妈妈，孕后需定期做B超检查监测宫颈长度及形态，如出现进行性的宫颈缩短（24周前宫颈长度小于25 mm）和颈管扩张（宫颈呈漏斗样）则可确诊。

▶ 那宫颈功能不全一定要做手术吗？

宫颈功能不全的治疗，包括保守治疗及手术治疗。保守治疗包括尽量卧床休息，避免长时间站立及提重物，合理膳食，建立均衡饮食，适当增加粗纤维预防便秘，可以使用孕激素、宫缩抑制剂等药物治疗，避免焦虑情绪，放松心情。宫颈环扎术是用手术的方式将宫颈内口人为使用"线绳"

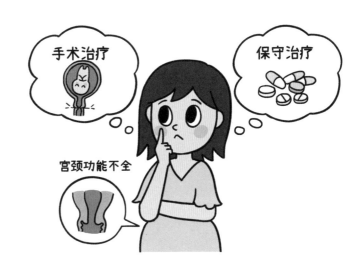

加固，避免宫颈进一步扩张。因宫颈损伤不能接受经阴道宫颈环扎术的妇女可选择接受经腹或经腹腔镜宫颈内口环扎术。术后要保持健康的生活方式及心态，不建议绝对卧床休息，长期卧床可能会导致血栓形成、便秘等；保持外阴整洁，如有腹痛、阴道出血及异常流液及时就诊；加强产检，定期复查B超观察颈管长度；不可过度紧张、焦虑。绝大部分患者都是可以顺利闯关成功的。

▶ 环扎线是否为可吸收线？是否需要拆除？

环扎线都是不可吸收的，需要进行拆除。如孕期顺利，无异常状况，待孕37周后拆除缝线，阴道分娩；如剖宫产指征明确，可于剖宫产的同时行环扎线拆除；如果孕妈妈出现有明确感染征象、宫缩难以抑制等情况，应及时就诊，必要时经医生评估后提前拆除缝线。

▶ 那如何做可以预防宫颈这个绳圈松掉呢？

目前尚无有效的预防措施，但可以避免宫颈的反复损伤从而减少宫颈功能不全的发生。如接种HPV疫苗，降低宫颈病变发生率，减少宫颈手术率；做好避孕，减少人工流产；控制急产，阴道分娩时助产士行适宜操作；人工流产、清宫、刮宫、宫腔镜检查时适当软化宫颈，减少宫颈裂伤出血；有过既往中孕期流产及早产的孕妇，孕期规范产检，严密检测，及早发现、积极治疗。

小 贴 士

宫颈功能不全多见无痛性、进行性的宫颈缩短扩张，症状常不明显，容易导致孕中期流产及早产。有高危因素的孕妈妈，建议尽早到产科门诊就诊，早发现、早诊断、早治疗，把宫颈这扇"大门"牢牢地关起来。

（张晓欣）

揭开孕前遗传学检测的
神秘面纱

· **病　　例** ·

　　小柳婚后生活幸福美满，但之前一次自然流产的经历让她耿耿于怀。第二次怀孕后，她非常小心谨慎，但不幸在怀孕第8周的时候又流产了。这次，小柳听取医生的建议做了胚胎染色体的检查，结果出来是"18号染色体三体"。小柳开始为前两次没有做检测感到懊悔，同时又担心以后怀孕会不会再次出现这种情况，整日焦虑不安。

▶ 什么是遗传学检测？

　　"遗传""基因"这些字眼往往会让人联想到一些远离日常生活的尖端科技手段，感到难度和危险性直接拉满。事实上，遗传学检测往往通过抽血或者口腔拭子等简单的检查方式就可以进行。要了解什么是遗传学检测，我们首先聊一聊什么是遗传病。遗传病主要分两类，第一类为染色体病，主要为染色体的数目或形态、结构异常，如常听到的唐氏综合征（21号染色体三体）等；第二类为基因病，分为单基因遗传病和多基因遗传病，前者由一对基因异常引起，包括常见的地中海贫血、先天性耳聋等，后者与多对基因有关，往往同时受环境因素影响，如哮喘、消化性溃疡等。

　　染色体检查和基因筛查概念也不同，染色体检查是明确有无染色体数目异常、结构畸变以及微缺失、微重复，可以想象成看饺子是否完整、有没有破损或和其他饺子粘在一块儿难舍难分。基因筛查主要是指单基因病的遗传学检查，好比看饺子馅里有没有少放盐多放糖之类，虽然看似细微，影响却不小。扩展性携带者筛查是目前一种出生缺陷的防控新手段，它通过一次性对多种常见的隐性单基因遗传病进行筛查，来帮助受检夫妻明确后代的患病风险。

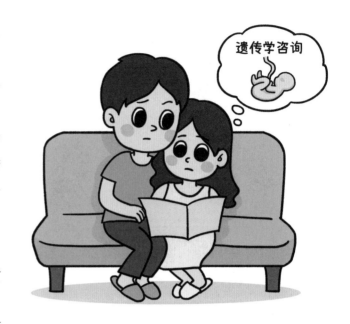

遗传学咨询

▶ 孕前一定要做遗传学检测吗？

遗传学检测针对的多数疾病均为较罕见疾病，发病率低，几千元的检测费用也并不算一笔小数目，对于大部分备孕家庭而言，并非刚需。但所有家庭在孕育下一代生命前都建议进行一次遗传咨询，了解家族中是否有遗传病史。如果存在，应该分析该遗传病再发的风险，根据具体情况制定干预策略。

▶ 什么样的夫妻需要做遗传学检测？

首先，当夫妻双方有自身遗传病、家族遗传病史，血缘关系相近，或者曾经生育过患有遗传性疾病的孩子时，在孕前做遗传学检测就非常重要。其次，当女方年龄跨过了"35岁"这道门槛，或者夫妻双方经常接触化学制品或放射性物质时，出现遗传突变的可能会大大增加，外周血染色体核型分析和基因筛查不失为一种必要的孕前检查手段。另外，50%的自然流产是由胚胎染色体异常引起的，流产发生得越早，胚胎染色体异常的发生率可能越高。如果与同一配偶连续发生2次以上的自然流产，有3%～8%的可能为夫妻至少有一方存在染色体异常，最常见的结构异常有平衡易位（24.7%）和罗氏易位（17.6%）等，而常见的染色体数目异常有特纳综合征（45，XO）、克氏综合征（47，XXY）、超雌综合征（47，XXX）、超雄综合征（47，XYY）。上述这些染色体的异常均能增加流产等不良妊娠结局的风险，有些胎儿即便可以存活到出生，也往往带有畸形或严重的出生缺陷。

▶ 流产的胚胎都有必要做染色体检查吗？

只有过一次自然流产经历的夫妻并不一定要对首次流产的胚胎进行遗传学检测，但送检可以帮助解释流产原因。但如果发生2次甚至是3次复发性流产，流产物进行染色体核型分析是必要的。

染色体出错本身就是概率问题，如果只有1次流产物的染色体异常，夫妻双方不必要进行染色体检查。如果有2次以上的胚胎染色体问题，或者1次以上流产但女方年龄超过35岁，或者是流产物的染色体核型分析提示有非平衡性染色体结构的异常时，强烈建议进行外周血染色体核型分析。

▶ 一次有计划的怀孕究竟需要做哪些准备呢？

首先，绕不开年龄这一话题，在35岁"高龄"前怀孕是最好的。其次，日常生活的饮食搭配、体重控制和合理作息都需要注重，叶酸补充是很有必要的，抽烟喝酒这类的嗜好要改一改，不能再经常熬夜做夜猫子了，天天加班也是吃不消的。然后，去医院做孕前检查时切记不要漏项也不要过度，前者增加风险而后者徒增焦虑。最后，调整好心态，这样才能迎接一个健康宝宝的到来呀！

小 贴 士

孕前遗传学检测并非刚需。1次流产不推荐夫妻外周血染色体核型分析；推荐对复发性流产的夫妻进行双方外周血及流产物染色体核型分析。

（张晓欣）

妇科检查和手术

篇 七

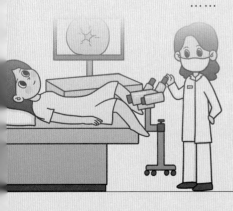

妇产科超声检查的分类和选择

病　例

　　小黄今年25岁，未婚。这半年来，工作压力大，"大姨妈"要么"频繁造访"，要么2个多月"音讯全无"，于是来医院就诊。医生详细询问了病史，建议小黄先做个妇科超声检查。还特地叮嘱，因为小黄没有性生活史，就做一个喝水憋尿的检查。

　　小黄想到前几天才陪怀孕的姐姐来医院产检，也是做的超声，怎么到哪里都要做超声啊？

▶ 哪些情况要做妇科超声？

　　不管是下腹疼痛、月经失调，还是婚后孕前检查、卵泡监测、妊娠早孕，确诊都需要超声检查。一言以蔽之，任何怀疑妇科相关疾病或者与妊娠相关的情况，需要明确诊断者，都需要做妇科超声检查。

▶ 妇科超声检查究竟好在哪里？

　　影像学检查最主要的方式有超声、CT 和磁共振。他们各有所长，相互之间可以取长补短。而妇科超声检查的突出优点是实时动态、简易方便、无辐射。

　　（1）超声检查方便实时：除经腹部检查需要喝水憋尿、等待膀胱充盈外，经直肠和经阴道的妇科超声检查无须准备，可在超声医生检查完毕后快速出具检查报告。

　　（2）检查相对安全无创无痛：经直肠或者阴道超声检查稍微会有一些不适的感觉，但放松配合医生检查的话，不适感会大大降低，而且超声检查无创、无辐射，比较安全。

　　鉴于以上种种原因，妇科超声检查是妇科影像学检查的首选。

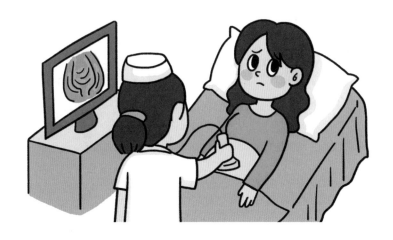

▶ 妇科超声检查前需要特殊准备吗？

　　妇科超声主要有3种检查方式：经体表、经阴道、经直肠。都不需要空腹准备。

　　但要注意的是，没有性生活史的女性一般首选经体表（或称经腹部）超声检查，特殊准备就是检查前的喝水憋尿、充盈膀胱，这需要花费一些时间等待。

　　对有性生活史的女性来说，一般首选经阴道超声检查，这种情况下非但不需要喝水憋尿，而且要求排空膀胱，且检查时距离最后一次小便的时间最好不超过半小时。

　　经直肠的检查方式和经阴道超声检查原理相似，需将探头置入直肠内部，也需要排空膀胱。

▶ 妇科经体表超声检查前，如何正确地喝水憋尿？

　　为经体表超声检查喝水憋尿的关键在于短时间内快速充盈膀胱，并使得膀胱内的尿液达到一定的量，上述条件缺一不可。所以喝水憋尿的要点如下：建议一次性短时间内（最好在15分钟以内）饮用800 mL左右的矿泉水或者其他饮料，选择利尿的饮料更佳，只有这样，才能达到膀胱快速大量充盈的效果。喝入的液体通过胃部的吸收，进入血液循环，通过肾脏代谢都需要时间。通常在饮用完水之后等待1小时左右，尿量会达到适宜状态，使膀胱充盈，此时比较适合进行检查。所以经体表超声憋尿检查，绝不能心急。检查前一定要按照上述要求充分准备好，才可以取得最佳检查效果。

▶ 检查方式多种多样，孰优孰劣，又如何选择？

子宫和卵巢都是体积不大的器官。育龄期女性一侧正常卵巢的大小只有一颗黑橄榄那么大，而正常非妊娠状态下的子宫也只有一个香梨的大小。对于这么小又位于盆腔深部的器官，检查设备越接近检查器官，其分辨力和清晰度越佳。经腔内超声检查可以说是为子宫、双附件"量身定做"的检查方式。

经腔内检查的情况，不管是经直肠或者经阴道，其优点一是需检查条件简单，只需排空膀胱，不需要喝水憋尿准备；优点二是检查设备可以最大限度地接近盆腔底部的子宫和附件，图像显示的清晰度和分辨率较经体表超声检查更佳。

但经腔内超声尤其是经直肠超声检查有一定的不适感。经体表超声虽然没有肛门的不适，但喝水憋尿费时费力，膀胱过度充盈的感觉对于一小部分人来说也难以忍受。

需要特别指出的是：腹壁脂肪较厚、肠管胀气明显的情况会更加影响经体表超声检查的图像质量。

检查选择禁忌：无性生活史的女性不可以选择经阴道超声检查。在此基础上，各种超声检查理论上可以根据患者意愿自由选择，但在性生活史基础上，医生对女性患者的BMI、子宫附件病变的大小、剖宫产术后子宫粘连于腹壁等情况需要综合考虑，以作出检查方式的最优选择，有时可同时选择经腔内＋经体表两种检查方式。

所以一般情况下，有性生活史者首先推荐经阴道超声检查，无性生活史者首先推荐经体表超声检查，无性生活史又肥胖的患者还是建议经直肠超声检查。在不影响检查原则和诊断效果的情况下，可以有多种选择哦。

小 贴 士

妇科超声由于其实时便捷、无辐射、价格低廉的特点而成为妇科首选的影像学检查方式。主要有3种检查方式：经体表、经阴道、经直肠，都不需要空腹准备。

（万晓燕）

宫颈病变的"照妖镜"

················· 病　　例 ·················

　　小美，23岁，陪闺蜜来做妇科体检时顺道给自己做了TCT+HPV检查的宫颈癌筛查。结果却显示，TCT：高度鳞状上皮内病变；HPV检查：16阳性。拿着报告的那一刻，浑浑噩噩地觉得五雷轰顶。医生果断地告诉她，建议立刻行阴道镜检查来明确病变程度。她完全不明白，这个所谓的阴道镜是个什么检查？对身体有没有伤害？

▶ 什么是阴道镜？是个照妖镜么？

　　阴道镜其实就是一个放大镜，能够将宫颈放大5～40倍，医生可以通过这个放大镜直接观察到外阴、阴道及宫颈上皮结构和血管形态，可以更好地发现宫颈病变。有些宫颈病变非常隐匿，单纯肉眼无法辨别病灶，这时候，就需要这个"千里眼"来帮助医生，更快地锁定"敌人"。坦白地说，阴道镜还真算得上宫颈病变的"照妖镜"，更是我们宫颈科医生的"火眼金睛"。

　　它通常作为宫颈癌筛查的"压轴大戏"，当TCT（宫颈细胞学检查）、HPV（人乳头瘤病毒）检测出现了异常，或者怀疑有宫颈病变甚至癌变时，阴道镜是帮助宫颈科医生发现病变、做出诊断的最好帮手。

▶ 什么情况需要做阴道镜？

　　既然阴道镜是个如此厉害的"照妖镜"，我们作为医生，当然要充分利用好这个武器，帮患者尽快找到潜伏的"敌军"。那么，什么样的情况需要做阴道镜检查呢？

　　（1）异常或不确定的子宫颈癌筛查结果：① HPV16或HPV18型阳性者；② 非

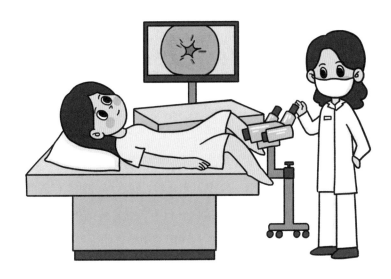

HPV16及HPV18型的其他高危型HPV阳性持续 1 年以上者；③ 细胞学检查结果低度鳞状上皮内病变（LSIL）及以上，或不明确意义的非典型鳞状上皮细胞（ASCUS）合并高危型HPV阳性或非典型腺细胞（AGC）者。

（2）症状或体征提示可疑子宫颈癌。

（3）下生殖道异常出血、反复性交后出血或不明原因的阴道排液。

（4）下生殖道的癌前病变治疗后的随访。

▶ 什么情况不能做阴道镜？

有些姐妹们可能会有顾虑，如果符合阴道镜检查指征，那什么情况下不能去做呢？比如，有阴道炎症的时候能去吗？同房后已经出血了能去吗？

（1）阴道镜检查无绝对禁忌证，尤其是反复同房出血的时候，更需要排除病变可能，遵医嘱可以行阴道镜检查。

（2）患有急性生殖道感染时应在纠正炎症后再行检查。

（3）可在月经周期的任何时间行阴道镜检查，但无特殊情况不建议在经期进行。

▶ 阴道镜检查前要做哪些准备？

（1）白带常规检查。

（2）检查前48小时内避免性生活、阴道冲洗及用药。

（3）绝经后妇女由于阴道及宫颈上皮通常呈萎缩性改变，需要在医生的指导下阴道局部用2～3周雌激素缓解萎缩的症状后检查，有助于更好地观察病变。

▶ 阴道镜检查会不会产生疼痛？

既然确实需要通过阴道镜来明确病变，那只能硬着头皮、咬着牙去了。有些姐妹们心中不禁开始打鼓，宫颈上"取一点肉"来化验，这会是种什么样的痛苦体验啊！

其实大家大可不必慌张。因为宫颈表面并没有传递疼痛的神经纤维，通俗地讲，没有神经，当然也不会产生疼痛啦！当然，在阴道镜检查的过程中，可能会产生非常轻微的酸胀感，只要放松心情、配合医生，都能顺利完成检查。

▶ 阴道镜检查后会不会出血呢？是否影响正常生活和工作？

既然不痛，那我们这些办公室的女职员们就大胆去做啦。但是，问题又来了。阴道镜检查后会不会出血呢？需要请假在家"葛优躺"吗？

通常，阴道镜检查分为阴道镜评估、阴道镜下活检两种形式。

如果是阴道镜评估，简而言之就是用阴道镜看一眼宫颈的情况，这个时候通常不会引起出血，检查后正常洗浴、作息即可。

另一种是阴道镜下活检，就是在阴道镜下把可疑的病变组织取下来化验，这个时候医生往往会在阴道内塞一根纱条，嘱咐24小时左右取出。姐妹们，这个检查回家后，可以正常作息和工作，但是需要避免激烈的跑步、跳操等。24小时取出纱条，会有2～3天的少量阴道出血，如果出血超过月经量，建议立即就诊哦。

▶ 阴道镜术后有什么注意事项？

阴道镜术后的相关事宜，这里罗列了几条关键性的提示。

（1）活检后2周内不要同房和坐浴，建议淋浴，避免阴道局部伤口的感染。

（2）如果出现阴道流血较多，一定要及时就近医院就诊。

（3）活检组织将会被送至病理科检验，会在1～2周后得到病理结果。

小　贴　士

　　还记得我们的主人公小美么？阴道镜检查前，我们把这篇科普的内容由医生细细讲解给她，不但解决了她的疑问，更治愈了她的不安。阴道镜病理提示：高度鳞状上皮内病变。在医生的指导下，小美完成了宫颈 LEEP 手术治疗，术后恢复良好，HPV 转阴。果真，多听医生科普，轻松看病不用愁！

（浦筱雯）

什么是宫腔镜

············· 病 例 ·············

　　黄女士，48岁，因"月经过多半年"就诊，超声诊断"宫腔占位"，门诊医生建议她行宫腔镜诊断和治疗。黄女士10年前因为卵巢囊肿做过腹腔镜手术，留下了心理阴影，这次听说又要做"宫腔镜"，她不解地问医生："宫腔镜和以前做的腹腔镜一样吗？也需要在肚子上打洞吗？需要住几天医院啊？需要全身麻醉吗？"

　　"宫腔镜"顾名思义就是"子宫腔的放大镜"，其实是一种纤维光源的内镜，通过内镜的放大作用，可以直观地探查宫腔和输卵管开口的情况，了解子宫内膜的厚度，宫腔有无赘生物，宫腔结构有无异常等。通俗地说，子宫就像一个房子，宫颈口是

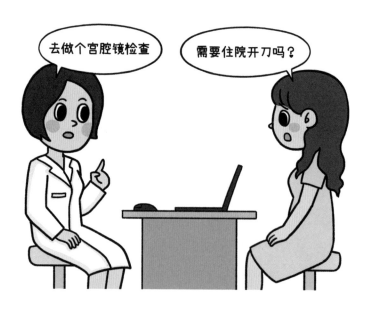

门，子宫肌层是厚厚的墙壁，子宫内膜是里面的墙皮，宫腔镜就是通过宫颈这个门进入房间内，排查了解房间内的非正常情况，并做出判断和处理。

宫腔镜一般分为诊断性宫腔镜和手术性宫腔镜，诊断性宫腔镜以检查为主，有时局部活检，在门诊即可以完成，因为使用超细镜体，所以患者感觉不到疼痛，更不需要麻醉，包括幼女和无性生活史的妇女都可以做；手术性宫腔镜以治疗为主，由于使用器械较粗，通常需要扩张宫颈，因此在局部麻醉或者静脉麻醉下完成，通常是作为日间手术，患者做完手术当天就可以离院回家。

▶ 什么情况下要做宫腔镜？

（1）子宫内膜息肉、宫颈息肉、子宫黏膜下肌瘤：子宫内膜息肉、宫颈息肉、子宫黏膜下肌瘤为临床常见疾病，可引起月经量多、经期延长、绝经后不规则出血、不孕、流产等多种临床症状。宫腔镜手术可以切除病灶，消除症状，保护内膜，对有生育要求的患者尤其重要。

（2）异常子宫出血：有月经过多、经期延长、不规则出血，以及围绝经期子宫出血症状等，均可以做宫腔镜检查进一步明确原因。宫腔镜检查不仅能确定病灶的部位、大小、外观，对病灶表面的组织结构进行细致的观察，且能对可疑病变甚至癌变行直视下活检，并根据活检病理结果规划后续的治疗。

（3）宫腔粘连：宫腔镜粘连是女性不孕、月经过少最常见的病因，尤其是多次流产的患者。宫腔镜是诊断宫腔粘连的金标准，可以判断宫腔粘连的程度，并且通过宫腔镜下分离粘连，恢复正常宫腔形态，后续补充药物治疗促进内膜生长，从而为怀孕创造条件。

（4）药物、人工流产不全：若流产后残留时间较长，组织机化粘连严重，可通过宫腔镜直视下定点将残留组织完整切除，避免传统的刮宫造成内膜的损伤或者残留。

（5）子宫纵隔：子宫纵隔是最常见的先天性子宫畸形，易发生早产、流产、胎位异常及产后胎盘滞留。对不孕或反复流产的患者，若有子宫纵隔，建议宫腔镜下切除纵隔，恢复正常的宫腔形态，为受精卵着床提供良好的环境，提高受孕成功率。

（6）宫腔异物：例如节育环有部分残留，嵌顿在宫腔内无法正常取出，就可以利用宫腔镜手术直视下将残留物取出。

▶ 宫腔镜有什么围手术期注意事项？

宫腔镜手术一般建议在月经干净后1周内进行，但是如果反复异常子宫出血，手术时间上没有特殊要求。术后一般会有1～2周少量阴道出血，避免出血期间同房，保持清洁卫生和注意休息。

小 贴 士

宫腔镜是一种妇科最常用的微无创技术。20多年来，随着技术发展，宫腔镜越来越门诊化、无痛化，用于诊断和治疗宫腔各类疾病，为广大妇女精准解除病痛。如果您有上述各类问题，宫腔镜可作为您诊疗的首选，保护我们女性的子宫，呵护孕育生命的土壤。

（殷　霞）

腹腔镜手术没那么可怕

> ·············· 病　　例 ··············
>
> 　　小王才30多岁，可最近总感觉小肚子似乎越来越大了，摸上去还有点硬硬的，到医院检查后居然是得了子宫肌瘤，医生建议小王尽快做手术切除。并且告诉小王可以通过单孔腹腔镜手术切除。小王只知道有微创手术，并不理解什么是腹腔镜手术，更不要提单孔腹腔镜手术了。经过医生的一番解释，小王欣然接受了医生的建议，一周后就完成了手术，手术后3天就出院了，不仅恢复了小蛮腰，而且腹部还没有留下瘢痕。

▶ 腹腔镜手术到底是什么？

　　腹腔镜主要由腹腔镜录像系统、气腹系统、电切割系统和冲洗系统组成。腹腔镜手术就是利用腹腔镜及其相关器械进行的手术，先在患者腹部打孔，随后将筷子粗细的腹腔镜镜头（直径为3～10 mm）通过小孔置于患者腹腔内，使用二氧化碳气体膨起腹腔，使用冷光源提供照明，利用腹腔镜所携带的微型摄像头来观察腹腔内部的情况，运用数字摄像技术使腹腔镜镜头拍摄到的图像通过光导纤维传导并实时显示在专用显示器上。腹腔镜能够放大手术视野，手术医生通过显示器可以清楚地了解到患者腹腔内任何细小的病变，对患者的病情进行分析判断，同时利用手里的器械完成各种高难度的手术。

　　与传统开腹手术相比，腹腔镜手术创伤小，能够减轻患者术后的疼痛，患者术后恢复快，腹部瘢痕小。传统腹腔镜手术多采用3～4孔操作法，一个孔开在人体的肚脐部位，其余孔开在下腹部，恢复后仅在腹部留有2～3个0.5～1 cm长的线状瘢痕。几乎所有妇科良性肿瘤的手术都可以通过腹腔镜手术完成。

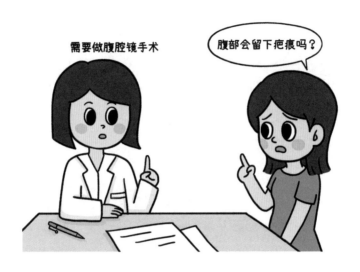

▶ **单孔腹腔镜手术：不留瘢痕的微创手术**

当爱美的女性朋友因为妇科良性疾病需要手术治疗时，传统的开腹和多孔手术会在腹壁上留下瘢痕，让她们对手术怀有疑虑。尽可能减少手术创伤，提高手术伤口的美容效果也是手术医生的一大目标，单孔腹腔镜手术应运而生，开启了"无痕手术"的时代。

单孔腹腔镜，顾名思义，就是只有一个手术孔的腹腔镜手术，主要有两种方式。第一种是经脐单孔腹腔镜手术。肚脐是胎儿出生后脐带脱落后留下的瘢痕，是人体唯一一个天然的瘢痕结构。经脐单孔腹腔镜手术就是通过在脐部做一个 1.5～2.5 cm 的切口，通过脐部切口置入腹腔镜器械完成手术操作。在脐部进行手术不会增加额外的瘢痕，而且脐部的手术切口能够被肚脐周围的皱褶所掩盖，术后瘢痕隐藏在脐窝处，具有很好的美观性。第二种是经阴道单孔腹腔镜手术，就是在女性的自然腔道阴道内做一个 2 cm 的切口，通过阴道切口置入腹腔镜器械完成手术操作。由于阴道穹窿处组织少，没有明显的神经分布，术后几乎无疼痛感，恢复非常快，而且创伤最小，腹壁完全无瘢痕。

▶ **腹腔镜手术前要准备什么？**

腹腔镜手术都需要进行全身麻醉，因此患者在手术之前，需要先配合医生完善一系列术前检查，同时患者在手术之前通常需要禁食禁水8小时以上，通常要求患者在手术前一天晚上10点以后不吃任何东西，不喝任何饮料。对于需要服用必要的药品的患者，可用一小口水服下药物。对于比较复杂的手术，还要求患者在手术前一天进行灌肠和冲洗阴道等准备工作。因为腹腔镜手术需要在脐部穿刺，所以患者在手术前一天晚上洗澡时可以特别注意清洗一下脐部。手术前一天晚上，患者可能会因紧张而难以入睡，可以口服一些镇静药物，帮助睡眠，以利于配合手术。

▶ 腹腔镜手术后该做些什么？

做完腹腔镜手术后患者可能会因腹腔内二氧化碳刺激而感到肩背刺痛，一般经过2～3天二氧化碳吸收后即可好转。手术后患者应遵照医生的医嘱进行饮食，同时一定要尽早下地活动，有利于手术后尽快恢复。

小 贴 士

女性朋友们千万不要惧怕手术，一定要关爱自己，定期体检，如果发现有需要手术的妇科疾病更要及时寻求医生的帮助。绝大多数妇科良性肿瘤的手术均可通过腹腔镜手术完成，单孔腹腔镜手术还可实现无痕手术，术后腹壁不留痕迹，仍能自信炫"腹"。

（张 楠）

守护宫颈健康的"三勇士"

······················ 病　例 ······················

　　黄女士，38岁，从未想过第一次带60岁的母亲去看病就被告知，母亲绝经后出血的元凶竟是可怕的"宫颈癌"。她怎么也想不通，没症状，没不适，怎么流了点血，就得宫颈肿瘤了呢？

　　慌乱中，她和医生说，自己也要做个检查。结果，无独有偶，黄女士发现自己竟然也有HPV感染，赶紧在医生的建议下做了阴道镜检查，所幸发现得非常及时，目前是宫颈癌前病变。

　　一个月后，术后恢复良好的黄女士，带着16岁的女儿来到了医院，因为她的医生告诉她，预防HPV要从青少年接种HPV疫苗开始。

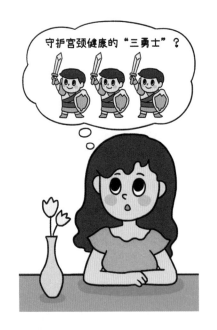

　　2020年WHO发布了《加速消除宫颈癌全球战略》，这其中有三个关键措施：疫苗接种、筛查和治疗。医学上，我们称之为宫颈癌三级预防。如果能够成功实施这3项措施，那么到2050年可以减少40％以上的新发病例以及500万相关死亡。这标志着全球首次承诺消除某种癌症。

　　这个真实的祖孙三代的故事，完整地对应了守护我们宫颈健康的"三勇士"，即宫颈癌的三级预防策略。

　　（1）90％的女孩在15岁之前完成人乳头状瘤病毒疫苗接种。

（2）70%的妇女在35岁和45岁之前接受高效检测方法筛查。

（3）90%确诊宫颈疾病的妇女得到治疗（90%癌前病变阳性妇女得到治疗，90%浸润性癌病例得到管理）。

▶ 一级预防——守护宫颈健康的"第一勇士"

宫颈癌是最常见的妇科恶性肿瘤之一。目前在我们国家，宫颈癌发病率位居女性生殖道恶性肿瘤的首位，每年新发病例数12万～14万，并且呈现年轻化趋势。

研究发现，宫颈癌是所有恶性肿瘤中，唯一病因已经明确的、可以早期发现并有望彻底消灭的癌症！99.7%的宫颈癌病因是HPV的持续感染。

守护宫颈健康的"第一勇士"，即病因预防——接种HPV疫苗。目前可获得的疫苗种类及接种年龄要求如下。

疫苗类型	上市时间	适宜接种年龄	可以预防哪些型别
进口九价 HPV 疫苗	全球：2014 年 中国：2018 年	9~45 岁	6/11/16/18/31 /33/45/52/58
进口四价 HPV 疫苗	全球：2006 年 中国：2017 年	9~45 岁	6/11/16/18
进口二价 HPV 疫苗	全球：2007 年 中国：2016 年	9~45 岁	16/18
国产二价 HPV 疫苗	中国：2019 年 （厦门万泰）	9~45 岁	16/18
	中国：2022 年 （云南沃森）	9~30 岁	16/18

随着HPV九价疫苗的扩龄，越来越多的女性朋友们，尤其是青少年们将在疫苗的保护下，最大程度地远离HPV感染的风险。这个"第一勇士"的称呼真的是实至名归！

▶ 二级预防——守护宫颈健康的"中坚力量"

二级预防即宫颈癌筛查，也就是大家口中的"两癌普查"之一。主要筛查的项目即宫颈细胞学检查（如巴氏刮片、液基细胞学TCT/LCT等）、宫颈HPV检查。随着生活水平的不断提升，越来越多的人会选择宫颈细胞学+HPV检查的联合筛查方式，能够最大限度地发现宫颈病变，做到早筛查、早治疗。

科学筛查至关重要，2021年国家卫健委《宫颈癌筛查工作方案》，对宫颈癌的筛查工作作了明确的规定：

各地应当积极动员35～64周岁妇女的目标人群到相关医疗机构接受宫颈癌筛查。

…………

宫颈癌初筛，可采用以下方法：

（1）宫颈细胞学检查：包括取材、制片及阅片，采用子宫颈和（或）阴道细胞学贝塞斯达（TBS）报告系统对宫颈细胞进行评价。原则上每3年筛查一次。

（2）高危型HPV检测：包括取材、保存、实验室检测及报告。HPV检测所采用的技术平台及其产品至少要包含世界卫生组织明确确认的14种高危型别，包括HPV16、18、31、33、35、39、45、51、52、56、58、59、66、68等亚型。原则上每5年筛查一次。

▶ 三级预防——守护宫颈健康的"战斗机"

即便我们有了疫苗，有了筛查，但由于HPV的隐匿感染，仍然有很多女性朋友在不经意间发现了宫颈的癌前病变甚至是癌变，此时，就需要我们三级预防中的"战斗机"出场了。一旦发现病变，及时的干预和治疗是保护女性健康的首要方式。专业的团队及技术保障，能够有效改善宫颈癌的预后，保护更多女性朋友的健康。

小贴士

还记得我们的主人公黄女士么？她的母亲顺利地完成了宫颈癌根治手术，术后恢复良好。她本人也在门诊行宫颈激光手术后恢复健康。她的女儿，最幸运的第三代，在医院接种了HPV九价疫苗，安心享受灿烂的人生。果真，定期筛查，早诊早治，轻松看病不用愁！

（浦筱雯）

肿瘤标志物与妇科肿瘤

·············　病　例　·············

　　小美拿到自己的检查报告后，发现有一项指标糖类抗原125升高，觉得很疑惑，赶紧用手机查了下，发现这个糖类抗原125是一项肿瘤标志物，与肿瘤相关。小美非常担心，便立即到医院，医生详细看了小美的体检报告后，建议其复查，并解释了肿瘤标志物升高不一定都是患了肿瘤。小美按时去复查，发现这个指标居然正常了，小美非常开心地回家了。

▶ 什么是肿瘤标志物？

　　肿瘤标志物（tumor marker）指由恶性肿瘤细胞异常产生的物质，或是因宿主对肿瘤的反应而产生的物质，能反映肿瘤的发生、发展，并能监测肿瘤对治疗的反应。肿瘤标志物在1846年首次被发现，于1979年在英国正式命名使用。

▶ 肿瘤标志物升高不一定是恶性肿瘤

　　恶性肿瘤可能会导致肿瘤标志物升高，但一些非肿瘤情况也可能造成肿瘤标志物升高，例如肝炎、肝硬化或怀孕可以造成甲胎蛋白（AFP）高于正常，炎症、子宫内膜异位症等会导致糖类抗原125升高，应定期复查，动态观察。

　　肿瘤标志物除了可以识别恶性肿瘤，在肿瘤患者的预后判断、疗效观察及复发监测等方面亦有重要参考价值，需要全程评估肿瘤标志物趋势来判断疾病的情况。

　　常见的肿瘤标志物有以下几种。

　　（1）糖类抗原125（CA125）：CA125是1981年由Bast等从上皮性卵巢癌抗原检测出可被单克隆抗体OC125结合的一种糖蛋白，来源于胚胎发育期体腔上皮，因此

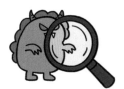

识别恶性肿瘤

判断预后

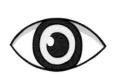

观察疗效

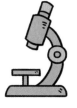

监测复发

最常见于上皮性卵巢肿瘤患者的血清中。卵巢癌患者中多有CA125明显升高，且与病情进展相关，也用于监测疾病后续进展及复发；CA125升高也见于其他妇科恶性肿瘤、乳腺癌、胰腺癌、胃癌、肺癌、结肠直肠癌等。非肿瘤情况如妇科的子宫内膜异位症、盆腔炎、卵巢囊肿、腹腔盆腔结核、胰腺炎、肝炎、肝硬化等，CA125也可能有不同程度的升高。

（2）人附睾蛋白4（HE4）：HE4最初发现于附睾炎的远端上皮细胞和输精管上皮细胞中，在恶性肿瘤如卵巢癌、子宫内膜癌、肺腺癌和间皮瘤中均升高。HE4对卵巢癌的检测比CA125具有更高的灵敏度，可联合CA125评估改善卵巢癌诊断和治疗监测的敏感性，早期发现卵巢癌，更好地鉴别诊断子宫内膜异位症。

（3）癌胚抗原（CEA）：癌胚抗原最初发现于结肠癌及胎儿肠组织中，是一种广谱型的肿瘤标志物，尤其常用于肺癌及消化道癌症检测。

（4）甲胎蛋白（AFP）：AFP是一种糖蛋白，主要由胎儿肝细胞及卵黄囊合成。临床上主要作为原发性肝癌的血清标志物，用于原发性肝癌的诊断及疗效监测，妇科肿瘤中包括畸胎瘤、卵黄囊瘤也可见升高。

（5）鳞状细胞癌抗原（SCCA）：SCCA存在于正常鳞状上皮中，在恶性增殖鳞状上皮中大量产生并释放到血液中，其浓度随着疾病加重而增加。SCCA升高常见于恶性肿瘤，如宫颈癌、肺癌、泌尿道肿瘤等。SCCA是宫颈鳞状细胞癌较常用的肿瘤标志物。

（6）糖类抗原19-9（CA19-9）：CA19-9是一种糖蛋白，正常人组织中可存在微量CA19-9，在胰腺癌、肝胆和胃肠道疾病时，血中CA19-9的水平可明显升高。妇科中的一些肿瘤如卵巢透明细胞癌、卵巢畸胎瘤、子宫内膜癌等情况也会升高。

（7）癌抗原15-3（CA15-3）：CA15-3是一种蛋白类肿瘤标志物，用于乳腺癌检查相对特异的肿瘤标志物。通过血液检查可以发现CA15-3升高，提示主要来源可能是乳腺癌、乳腺肿瘤或其他部位肿瘤，如肺癌、卵巢癌、胃肠道肿瘤等，部分慢性疾病如慢性妇科炎症或胃肠道炎症等时也会升高。

（8）人绒毛膜促性腺激素（HCG）：HCG是由胎盘的滋养层细胞分泌的一种糖蛋白，由 α 和 β 二聚体的糖蛋白组成。在胎儿发育成长的过程中，胎盘合体滋养层细胞产生大量的HCG，可通过孕妇血液循环而排泄到尿中，故血和尿中的HCG值可提示怀孕。HCG增高还可见于葡萄胎、恶性葡萄胎、绒癌、精原细胞瘤、异位HCG分泌肿瘤等，HCG也作为滋养细胞肿瘤监测疾病的重要指标。

除上述提到的肿瘤标志物，还有许多其他的肿瘤标志物，它们都有不同的临床意义。

▶ 肿瘤标志物多高算有问题？

肿瘤标志物有很多，单位、检测手段、正常参考范围均不尽相同，大家拿到检验报告后对比后面的参考范围，如果高于该范围或标记着↑则是升高，但却不一定是有意义的升高。对于没有相关疾病史的患者，肿瘤标志物只要升高均需引起重视，要进行更详细的检查判断是否有肿瘤相关的问题；对于处于治疗期间的患者，肿瘤标志物是作为监测疾病进程的手段，要结合既往数值来界定是否有意义。

▶ 检查肿瘤标志物就可以筛查所有肿瘤？

没有哪一种肿瘤标志物的准确率能达到100%，一种肿瘤标志物也可能与多种肿瘤相关。抽血检查发现一些特异性的肿瘤标志物升高是可以提示部分肿瘤，但发现肿瘤还需结合影像检查、患者的病史等一些具体情况。肿瘤标志物作为常规体检的重要检查项目不可被忽视，但这些标志物的升高意义需专业的医生给出指导意见。

小 贴 士

肿瘤标志物可以反映肿瘤的发生发展，是每年体检项目中非常重要的检查。虽然肿瘤标志物非常重要，但却不能完全代替全身体检，影像检查和其他检查对健康体检也十分必要。除了恶性肿瘤，很多非肿瘤情况也会使肿瘤标志物升高，所以当发现肿瘤标志物升高时要及时就医，咨询专业医生的意见，切忌自己胡乱猜测。

（刘艺璇）

人流还是药流

········· 病　例 ·········

　　小张28岁，刚生了宝宝一年不到。最近一个月她月经迟迟不来，自己用验孕棒一测，怀孕了！这个孩子来得实在太意外，小张正在身心疲惫地自己一个人带宝宝，再三考虑后决定把孩子流掉。小张没做过流产，但听说过有药流和人流，如何选择变成了难题。她咨询有流产经历的好闺蜜小刘，小刘建议她直接做人流，省得麻烦。她不放心，又去问同事小赵，小赵告诉她还是先药流，万一能一次性掉干净岂不是省了手术的伤害？这样问来问去，反而更让小张没了主意，索性还是来到医院咨询医生。最后医生专业的解答消除了小张的顾虑，也配合医生完成了各项检查，最终顺利进行了流产。

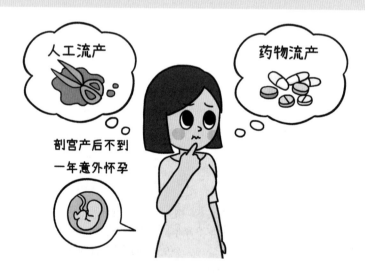

　　那么，人流和药流究竟是如何操作的？它们又有什么样的区别？分别适用于哪一类人群？带着各种疑问我们一起来看看。

▶ 什么是药流？

顾名思义，老百姓俗称的"药流"就是药物流产，借助药物达到终止妊娠的一种非手术方法。目前常用的抗早孕药物为米非司酮配伍前列腺素。

▶ 哪些人适合药流？

（1）停经49天以内并确诊为早孕的妇女，年龄18～40岁。

（2）子宫有瘢痕、子宫或骨盆畸形、哺乳期子宫、宫颈发育不全等具有子宫吸刮高危风险的妇女。

（3）对手术流产有重度恐惧心理者。

▶ 药流过程如何，烦琐吗？

在医院经过检查的早孕妇女，符合药物流产指征的情况下，医生会开具口服药物。通常会让患者第1天和第2天自行在家服用米非司酮片观察，然后在第3天前往医院服用米索前列醇，并留观至胚囊排出。术后2小时如阴道出血不多，无明显不适即可回家休息。待术后2周左右再回医院复查。在这里想要强调的是，药流并不是单纯地开药让患者自行在家中服用流产，而是必须有一天在医院用药并观察评估的，因为在用药过程中也随时有大出血、过敏甚至休克的风险。

▶ 药流的优缺点

药物流产最大的优点，就是在孕早期如果能通过药物让胚囊完整地排出，则免去了吸刮宫腔的损伤和风险。但同样存在的缺点是，服药后可能出现恶心呕吐、头晕乏力、下腹痛、腹泻等不适，以及术后阴道出血量多、出血时间长，合并感染的风险增加。药流带来的不孕可一点都不比人流少。如果药流不全或者药流失败，则需要再次进行宫腔吸刮术，对于患者无论是身体上、经济上还是时间上都是双重的痛苦。

▶ 什么是人流？

首先想普及一下，老百姓俗称的"人流"和医学专业定义的"人流"略微有点区别。医学上说的人工流产是区别于自然流产而定义的，即所有人为操作终止妊娠的方法都称为人工流产，包括了药物流产、负压吸宫术、钳刮术等；而老百姓说的人流一般指的是负压吸宫术，就是通过负压吸引的原理进行宫腔吸刮，达到终止妊娠的目的。

▶ 相比药流，哪些人更适合人流？

（1）妊娠10周以内，孕囊大于25 mm不适合进行药流的妇女。

（2）妊娠反应严重，呕吐剧烈无法进行药流的妇女。

（3）对于米非司酮和米索前列醇过敏或有禁忌的妇女。

（4）带环怀孕者。

▶ 人流整个过程需要多久？需要做哪些准备？

早孕妇女在完善各项术前检查后，如果符合人流的条件，医生通常会预约安排手术时间。如果除外麻醉禁忌证，可以选择无痛人流；还有可视人流，是用一种带有可视系统的吸头进入宫腔，在直视状态下进行手术操作，相对更加安全。由于不同的医院硬件设施参差不齐，所以各医院会根据具体情况向患者提供相关服务。正常情况下做一个人流手术的时间，包括消毒过程大概在10分钟以内。手术前的注意事项医生都会提前告知，如果是无痛人流还需要前一晚禁食禁水。

▶ 人流的优缺点

相比药物流产，人流更直接，大多数情况能一次性解决问题。术后阴道出血时间较短，复诊的频次少，拖延时间短，加上麻醉技术在人流上的运用，极大程度减缓了患者的痛苦。但人流的缺点也是显著的，比如对宫腔内膜的直接性损伤，术后可能引起宫颈、宫腔的粘连甚至不孕。极少数患者如果出现人流不全或者人流失败，将再次清宫遭受二次损伤。

小 贴 士

　　需要强调的是，不论人流还是药流对人体都是有伤害的。千万不要误以为药物流产一定就比人流的损伤小。记住人流不是避孕方法，科学高效的避孕才是保护我们女性生殖健康的方法，科学避孕，远离人流。

（周小斐）

「虚惊一场」的妇科体检报告

拿到体检报告不要慌：

不用治的盆腔积液

不用烫的宫颈糜烂

不用怕的妇科体检

不用切的宫颈囊肿

……

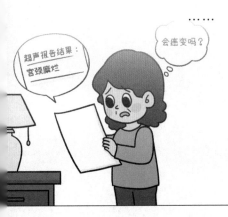

超声报告结果：
宫颈糜烂

会癌变吗？

不用治的盆腔积液

　　小红今年单位体检报告样样都好，就是妇科超声报告说她有"盆腔积液16 mm"。这是她第一次查妇科，一查就有问题，小红吓坏了，满脑子胡思乱想："盆腔积液不就是肚子里有水吗，不就是腹水吗，我难道生病了，难道得了肿瘤了？"越想越觉着肚子胀不舒服，腰也有点酸了，饭也吃不下，同事们看她愁眉不展的样子，纷纷劝她到医院看看。妇科医生看了报告，做了查体后告诉她，她的盆腔积液是生理性的，不要紧，不用治疗，她这才喜笑颜开。

▶ 什么是盆腔积液?

　　盆腔积液就是指积存在盆腔里的液体，成分可以是水，可以是血，也可以是积存在盆腔里的其他液体。盆腔是肚子里最低的位置，水往低处流，只要肚子里有液体，就有可能会流到盆腔里。盆腔最低的位置位于子宫后方的凹陷，也叫道格拉斯陷窝，它是子宫与直肠之间的凹陷。这个凹陷相对较小，一旦有点积液超声就能检测出来，非常敏感。

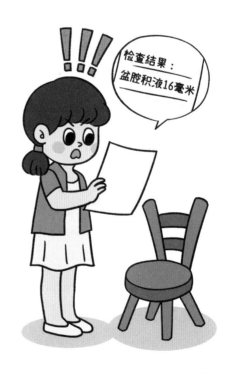

检查结果：
盆腔积液16毫米

▶ 盆腔积液是一种病吗?

　　盆腔积液不是一种病，只是一种临床表现，往往是通过影像学检查发现的，比如超声、CT、磁共振等检查就可能会发现盆腔积液。盆腔积液可分为生理性的和病理性的。绝大多数的盆腔积液都是生理性的，是没关系的，比如肠道间的润滑液、排卵导致的卵泡液等。少部分的盆腔积液是病理性的，是有问题的，这个时候盆腔积液就是某种疾病的表现形式，比如宫外孕破裂、腹腔内出血时的盆腔积液就是积血，而卵巢癌所致的盆腔积液就是腹水。

▶ 盆腔积液有哪些症状？

少量的盆腔积液往往没有任何症状，积液量增多可能会有肛门坠胀感，量更多时可能有腹胀、食欲减退等表现。如果盆腔积液是炎性的或血性的，可能还会伴有腹痛。如果积液是肿瘤性的，可能还会有消瘦等恶病质的表现。

▶ 有盆腔积液就是有盆腔炎？

很多女性朋友体检发现盆腔积液，就以为是炎症，不停地吃消炎药和复查，但积液还是存在，一会儿多一会儿少，就是不消失，前前后后能折腾半年多。有盆腔积液不代表就一定是有炎症，炎症首先会有宫颈举痛或分泌物的异常，啥症状也没有，单纯超声看出来有少量的盆腔积液，往往是生理性的，都不需要治疗。如果盆腔积液是某些疾病导致的，一般地说，会伴随其他症状，比如说盆腔炎会有宫颈举痛、发热、炎症指标升高等表现。这个时候治疗的是盆腔炎，盆腔炎治疗好后，盆腔积液也会减少。

▶ 每个人都有盆腔积液吗？会自己消退吗？

实际上，几乎每个人都有盆腔积液。正常的盆腹腔表面覆盖着腹膜，腹膜有分泌浆液和吸收的功能。正常腹膜分泌少量浆液，起润滑和减少脏器摩擦的作用，这些液体在某种时刻积聚在道格拉斯陷窝里，超声上会显示为盆腔积液，不过这种液体的量都比较少，往往不会超过1 cm，有时太少超声甚至都不报告。腹膜也有吸收的功能，可以把多的积液吸收回去，比如排卵后，卵泡液及血积聚在道格拉斯陷窝里，超声报告1～2 cm的积液，等下次月经干净后复查，可能之前的盆腔积液就消失了。因为腹膜的吸收作用，所以生理性的盆腔积液可能会自己消退。但当腹膜受到炎症、肿瘤等的侵袭，腹膜分泌和吸收的功能受到破坏，会大量分泌液体，造成病理性的积液，只有原发病得到控制，这些病理性的积液才会消失。

▶ 盆腔积液多深需要引起注意？

妇科超声会对盆腔积液的深度进行测量，一般分为前凹和后凹，后凹就是道格拉斯陷窝，前凹是子宫与膀胱间的凹陷。积液较少时，一般只报后凹积液，若积液较多时，前后凹都会报。所以如果体检结果里报了前凹，说明积液较多，病理性的可能性较大，需要注意。生理性的积液大部分在 1 cm 以内，一般不超过 3 cm，如果超过 3 cm，病理性的因素概率较高，需要及时到医院查查病因。当然如果伴有腹痛、腰酸、白带异常的表现，无论多少的积液都要引起重视。

▶ 盆腔积液需不需要抽出来？

盆腔积液一般不用抽出来，就像前面所说，大部分的盆腔积液是生理性的，可以自己消退，无须治疗。病理性的盆腔积液，是某种疾病的一种临床表现，抽积液治标不治本，不解决原发病，盆腔积液还是会源源不断地产生。但在有些情况下医生还是建议抽取积液的：一是诊断不明时，可以通过抽取积液来明确诊断，比如通过阴道后穹窿穿刺，穿刺出不凝血，考虑存在腹腔内出血；二是抽取积液来缓解腹胀，当然这种情况下，已经不单单是盆腔积液，应叫腹腔积液了，积液量很大才会出现腹胀的症状。

小贴士

体检发现盆腔积液不要怕，也不都是盆腔炎的症状，如果没有任何不适，小于 3 cm 盆腔积液，基本上没啥事。如果积液大于 3 cm 或者伴随腰酸、下腹坠胀、白带异常、消瘦等症状，就要引起重视，及时就医，排查病因，不要耽误病情。

（齐 笑）

不用烫的宫颈糜烂

··········· 病 例 ···········

　　小娟今年体检报告妇科检查提示"轻度宫颈糜烂"，她刚结婚不久，以为是老公让自己得了妇科病，不愿意再同房，心情抑郁。小娟妈妈作为过来人，告诉女儿："这是小毛病，很多人都有，烫烫就好了，我也烫过，您到旁边的小医院烫烫就行了。"万事小心的小娟不敢去小医院，还是到公立医院去看了，妇科医生做了检查后，告诉她："这个是正常现象，不用烫，以前妈妈辈的都过度治疗了，每年做好体检就行。"小娟这才放心。

▶ 什么是"宫颈糜烂"？

　　"宫颈糜烂"就是宫颈口看上去像有糜烂一样。"宫颈糜烂"是一种临床表现，并不是一种病。以前对此认识不清，认为宫颈糜烂是一种病，体检查出来有这个症状的女性都或多或少地做过治疗，比如电烫、LEEP刀、激光、冷冻等。随着医学进步，医学界逐渐意识到"宫颈糜烂"其实是一种生理现象。在雌激素的作用下，宫颈管里柱状上皮"长到了"到宫颈表面，因柱状上皮比较薄，其下的组织又呈红色，对比周边比较厚的鳞状上皮，这个区域就显得比较红，像有糜烂一样，所以过去叫"宫颈糜烂"。但它并不是真正的糜烂，现在医学上叫"宫颈柱状上皮异位"。"宫颈糜烂"虽已经成为过去式，但因多年沿用的习惯，现在部分体检中心还是会采用宫颈糜烂的表述。

▶ 宫颈柱状上皮异位是不是同房引起的？是不是生孩子引起的？

　　生理性的宫颈柱状上皮异位是由雌激素引起的，跟同不同房没关系，即使是没有性生活史的成年女性也可能会出现宫颈柱状上皮异位，只不过没有性生活前没做过宫颈检

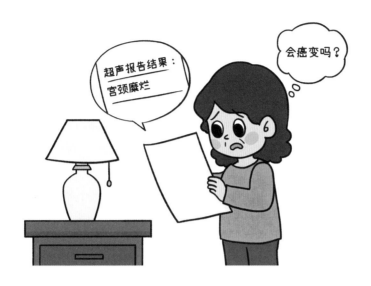

查，不知道有没有而已。当然，衣原体、淋球菌性宫颈炎导致的宫颈糜烂样改变可能与同房相关。经阴道分娩可能会导致宫颈裂伤、部分外翻，有些表现与糜烂相似。

▶ "重度宫颈糜烂"严重吗？会生癌吗？

宫颈糜烂样改变根据柱状上皮面的大小分为轻度、中度、重度，轻度是指糜烂面小于宫颈表面的 1/3，重度是指糜烂面大于宫颈表面的 2/3，中度介于两者之间。像上文所讲，"宫颈糜烂"是一种生理现象，只要是生理性的，无论糜烂面多大，只要没有症状，且宫颈癌筛查正常就没有关系，不需要恐慌，但也应引起注意，不能完全视而不见。有些疾病也会有宫颈糜烂的表现，尤其要注意是否存在宫颈癌前病变，癌前病变不及时处理可能就会产生癌症。所以发现宫颈糜烂，尤其是中重度的、伴有同房后出血的、白带异常、腰酸等其他不适的宫颈糜烂，需要去看医生，要完善宫颈 HPV 和 TCT、分泌物等检查，明确导致宫颈糜烂的原因，如果是生理性的就定期随访，如果是病理性的就做相应的治疗。

▶ 宫颈柱状上皮异位会自己消失吗？

看看宫颈柱状上皮异位产生的原因：由于雌激素的作用，柱状上皮外移所致。那雌激素下降、绝经了，宫颈萎缩，柱状上皮也会缩回去，宫颈柱状上皮异位就不治而愈了，所以生理性的宫颈柱状上皮异位随着年龄增大最终会自行消失。这也提示，绝经多年后发现的"宫颈糜烂"可能往往是有问题的，需格外注意，要当心是不是生癌了。在雌激素分泌较旺盛的育龄期，宫颈柱状上皮异位可能会一直存在。

▶ 宫颈柱状上皮异位会传染吗？会遗传吗？

宫颈柱状上皮异位因为是自身的一种生理表现，不是感染性疾病，并不具有传染性，不会因同睡一张床、使用同一个马桶、泡温泉、使用公共毛巾等而感染患病。很多时候，女性朋友们会发现妈妈有宫颈柱状上皮异位，自己也有，就会很焦虑，怀疑这是不是遗传病，会不会传给女儿，其实两者并没有相关性。

▶ "宫颈糜烂"需要治疗吗？

一般地说宫颈糜烂面小，没有明显症状，宫颈癌筛查未见异常，这种糜烂可能就是生理性的，无须治疗。若伴有白带异常、同房出血或宫颈筛查有问题时，往往提示存在某种宫颈疾病，这是需要治疗的。治疗的方案依据所考虑的宫颈疾病进行，比如考虑宫颈炎时可予药物治疗，考虑宫颈鳞状上皮病变时可物理治疗或手术治疗。

▶ "宫颈糜烂"还能同房吗？影响怀孕吗？

单纯的宫颈柱状上皮异位当然是可以同房的，也不影响怀孕。如果是宫颈炎导致宫颈糜烂伴出血还是需治疗好后再同房，若宫颈炎继发盆腔炎可能会影响怀孕。如果考虑是宫颈癌或者癌前病变引起的，当然是建议先治疗了。

小 贴 士

"宫颈糜烂"不是病，不能全然不顾，也不能一发现就过度治疗，首先要通过宫颈癌筛查、分泌物检查等寻找病因，如果单纯是生理性的，就不用处理，如果是病理性的就需要及时治疗。

（齐　笑）

不用怕的妇科体检

. . . . 病　例 . . . .

　　小爱结婚后单位体检单上面就多了一个妇科检查,但听有经验的同事们
说,这个妇科检查最难受了,又痛还可能会出血,小爱平时怕痛,一直不敢
做,这几年都弃检了。但最近一段时间,小爱经常会同房后出血,怕有问题,
咬咬牙还是来医院看妇科了。做了不少心理建设的小爱躺在检查床上,紧张得
不行,肌肉绷得紧紧的,妇科医生一直和她说话,慢慢让她放松,结果检查完
都没觉着痛,最终报告显示宫颈癌前病变,需要做小手术。小爱后悔不已,早
知道就早点做妇科检查了,也能早点发现异常。

▶ 什么是妇科体检?

　　妇科体检就是通过简单的查体、辅助检查来发现妇科的常见病。妇科常规体检项
目包括妇科查体、白带检查、宫颈癌筛查、妇科超声检查。

　　(1)妇科查体:包括视诊和触诊。视诊除了看外阴有无异常,还包括阴道窥器
检查,也就是老百姓说的"鸭嘴巴",这个是最令妇女朋友们害怕的,尤其是老年人,
因为绝经后器官萎缩、性生活少,检查时可能会不适,过于紧张还会感到疼痛。不过
现在有小号的"鸭嘴巴",可以减轻不适。触诊时医生会将手指放在阴道里,另一只
手放在肚子上,相互配合触摸子宫和附件部位,感知有无包块及疼痛,如果没有性生
活,就要经肛门进行检查了。

　　(2)白带检查:主要是判断有没有阴道炎。

　　(3)宫颈癌筛查:就是取样看宫颈有没有癌或癌前病变,目前最常用的是"两
把小刷子"刷宫颈,一把刷子看有没有HPV病毒,一把刷子看有没有病变细胞。当

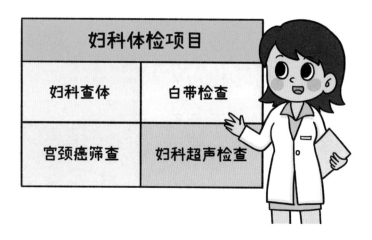

然也有传统的宫颈刮片，用一个木片刮宫颈来取样看有没有病变细胞，但因检出率较低，临床上用得越来越少。

（4）妇科超声检查：主要是来看肚子里的子宫、卵巢、输卵管有没有异常，比如有没有长子宫内膜息肉、肌瘤、卵巢囊肿之类的，有性生活的女性建议做经阴道的超声，没有性生活的可以选择经腹的超声或经肛门的超声。

▶ 妇科体检一定要做吗？多长时间做一次？从啥时开始做？

妇科体检的目的就是通过简单的检查早期发现妇科疾患，早发现早治疗，改善生活质量。从预防为先的角度，如果做体检，妇科体检是一定要做的，建议每年做1次。一旦有了性生活，妇科检查就可以开始了。这并不是说没有性生活就不用做妇科体检了。有的人因各种各样的原因，很晚或一直没有性生活，这样的女性成年后也应做妇科体检，虽然不能做内诊和宫颈筛查，但可以做妇科超声、经肛门的内诊，以期早期发现妇科疾病。

▶ 妇科体检前要做哪些准备？

首先要选好体检的日子，至少要避开经期，因为经期大部分妇科体检项目都不能做。其次，检查前3天内不要同房或阴道用药，否则会影响检查结果。最后，建议穿宽松好脱的衣服和鞋子，妇科检查需要脱裤子，穿得太复杂，穿脱衣服会很麻烦费时。

▶ 妇科体检时有哪些注意事项?

一般地说,做妇科检查时需要提前排空小便,否则在检查时会带来不适,而且也会影响医生触诊。另外,做妇科查体及取样时需要专门的姿势,医学上叫"截石位"。经常有女性朋友们一到妇科检查室就手足无措,哪怕做过几年体检的人也会忘记,闹出不少笑话。拉好帘子,铺好屁股下的垫巾,把两只鞋子都脱掉,凭个人喜好从内裤到外裤脱出一条腿,然后躺在检查床上,两只脚踩在脚踏上,屁股尽量靠近床边缘,然后尽量放松,配合医生检查。这个时候越放松检查的不适感就越小,做宫颈筛查时可能会有酸胀感,做完后部分人可能会有少量出血,一般两三天就没了,不用担心。

▶ 青少年、没有性生活史的女性需要做妇科体检吗?

疾病是不分年龄的,各个年龄段都可能会出现问题,体检就是为了早期发现问题,按理各个年龄段都应该做体检。但由于青少年整体妇科疾病发病率较低,又处于生长期,一般不常规进行妇科检查。但若出现了下腹痛、月经异常、异常阴道出血,也需要查妇科。成年的女性不管有没有性生活,都建议做妇科体检,只不过还没有性生活史的女性不能做宫颈筛查和经阴道的检查,可以做腹部超声和经肛门的内诊,也能筛查出很多问题。

▶ 绝经了还要做妇科体检吗?

绝经后反而是肿瘤的高发阶段,所以绝经了更要进行妇科体检。总有老年人认为"都绝经了,都不同房了,黏膜萎缩了,白带都没有,妇科还能有啥问题",然后就忽视体检,等有症状再来看,有些肿瘤在发现时都已经是晚期了,错过了最佳治疗时间。

▶ 月经哪个时间段做妇科体检最好?

因为生理周期可导致子宫和卵巢有不同的变化,比如说检查的时候正处于月经期,妇科体检就没法做了;又比如排卵后盆腔可能有卵泡液,这个时候做超声可能会出现盆腔积液；再比如快来月经前做超声可能会提示子宫内膜增厚，需要等到下次月经干净后复查。这些都会增加经济和时间成本，所以妇科体检一般建议在月经干净后3～5天内做。

> ### 小 贴 士
>
> 　妇科检查是女性朋友们体检必做的检查，一般包括妇科查体、白带检查、宫颈癌筛查、超声。检查时尽量放松，可以减轻不适感，无须害怕。简单的检查就可以早期发现妇科疾患，女性朋友们一定要记得每年都做哦。

（齐　笑）

不用切的宫颈囊肿

· · · · · · · · · · · · · · · · · · · 病　例 · · · · · · · · · · · · · · ·

　　小雯最近刚拿到体检报告，妇科那项写着"宫颈囊肿"，当天她就拿着报告去找医生看了，医生做了检查后告诉她没事的，就让她回去了。回去后小雯越想越不对，长了囊肿怎么能不切呢，生癌了怎么办？宫颈癌发现晚了听说都是要命的。次日，她又换了家医院，特意挂了个专家号，结果妇科专家也和她说，宫颈上的囊肿不要紧的，并提醒她只要每年做的宫颈筛查没问题就好，不用治疗。几次就诊都是这个结果，小雯才终于放下心来。

▶ 什么是宫颈囊肿?

　　宫颈囊肿，字面意思就是宫颈上长的囊肿，学名叫子宫颈腺囊肿，也就是平时妇科医生所说的宫颈纳氏囊肿、纳囊。子宫颈管里是有分泌黏液的腺体的，如果腺体的开口堵塞了，会导致腺管变窄或完全堵塞，腺体分泌的液体流不出去，潴留在那就会形成宫颈纳氏囊肿，囊肿里的囊液就是腺体分泌的黏液。

▶ 为什么会长宫颈囊肿? 是性生活不干净吗?

　　有些女性朋友拿着"宫颈囊肿"的体检报告，到诊室里面悄悄地问："医生，我平时很爱干净的，也就和老公一人同房过，咋会长宫颈囊肿，是不是我老公在外面和别人乱搞了？"也有男性因为这个怀疑女朋友性生活混乱而吵架的。这些都是错误的认知。宫颈囊肿最常见的原因就是生理性的，与性生活没有关系。它是在宫颈形成转化区的生理过程中，宫颈上皮覆盖或伸入腺管开口，造成开口堵塞而形成的。宫颈的腺体不止一个，所以宫颈纳囊也往往是多发的，位置比较表浅，一般米粒到黄豆大小，几乎没有症状，长得较深的囊肿可能导致宫颈肥大。除此之外，炎症刺激、宫颈损伤修复也会导致局部腺管周围组织增生或瘢痕形成而压迫腺管，也会导致腺管不畅形成囊肿。当然，不洁的性生活可能会引起宫颈炎，宫颈炎的愈合过程可能会导致腺管开口受阻，形成宫颈囊肿，但这并不是直接原因。

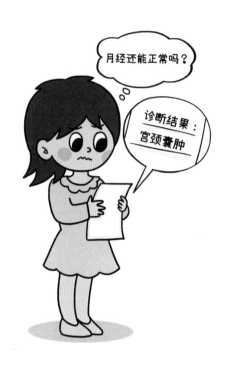

▶ 宫颈囊肿会影响月经吗?

宫颈囊肿一般不会影响月经。月经是子宫内膜在卵巢性激素的作用下周期性脱落引起的，经宫颈管、阴道流出。纳囊长在宫颈上，一般较小，且不会分泌卵巢激素，也和内膜没有关系，不会影响月经。但如果纳囊长得太大，导致宫颈管狭窄，可能会导致月经血流出受阻，引起经期腹痛或经期延长，不过这种情况发生的概率比较低。

▶ 宫颈囊肿会癌变吗?

宫颈囊肿是腺体开口堵塞引起的，不是新生的赘生物，一般不会癌变。但宫颈囊肿最常见的部位就是宫颈转化区，而转化区是宫颈癌高发的部位。虽然宫颈囊肿本身不会癌变，但宫颈囊肿周边的组织在人乳头瘤病毒（HPV）等的作用下，可能会发生病变，甚至癌变。所以，虽然宫颈囊肿没什么大问题，但每年的宫颈癌筛查还是要做的。

▶ 宫颈囊肿影响怀孕吗?

宫颈囊肿一般是分散的、多发的，个头较小，绝大多数并不影响宫颈管的形态，也没有任何症状，所以对怀孕也是没有影响的。只有那些影响宫颈管通畅性的宫颈囊肿才可能导致精子通过障碍，从而影响怀孕。

▶ 宫颈囊肿会自己消失吗?

宫颈囊肿就像人脸上的"青春痘",一样是开口堵塞,青春痘会消失吗?会呀,那宫颈囊肿也会自己消失。堵塞的腺体若分泌旺盛,可能囊肿还会进一步长大,但因为宫颈多为纤维组织,弹性较差,深部长大的空间不大,囊内压力大,堵塞的开口可能会重新开放,囊液流出去,囊肿也就消失了。但就像青春痘会此起彼伏地冒出来一样,宫颈囊肿也可能会一个部位消失了,另一个部位重新长出来。

▶ 宫颈囊肿需要治疗吗? 怎么治?

宫颈囊肿一般是不需要治疗的,尤其是生理性的宫颈纳囊。纳囊大部分都很小,没有啥症状,对月经、妊娠也没啥影响,不用治疗。如果纳囊长得太大,大到脱进阴道内影响性生活,或者大到影响宫颈形态导致不孕、月经异常,或者大到产生压迫症状,这些情况下是需要治疗的。治疗往往采用手术的方法,比如宫颈表面的可以切除,宫颈深部的可以穿刺抽吸。

小 贴 士

宫颈囊肿是由于宫颈腺管开口堵塞造成腺体分泌的黏液潴留而形成的,除非囊肿过大导致性生活不适、不孕或排尿排便异常时需要进行治疗,一般不需要特殊处理,但需要每年进行宫颈癌筛查,排除宫颈病变。

(齐 笑)

辨证辨病，标本兼治

拒做"女魔头"，平稳度过更年期

不孕来找老中医，双管齐下添"好孕"

中医教您去痰湿，让 PCOS ≠ "女汉子"

排不上 HPV 疫苗很恐慌？中医送您金钟罩

冬令进补有高招，中医助您更高效

……

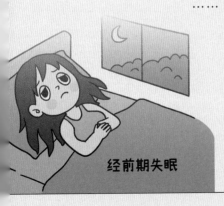

经前期失眠

拒做"女魔头"，平稳度过
更年期

．．．．．．．．．．．．．．．．　病　例　．．．．．．．．．．．．．．．．

　　刘阿姨今年51岁，最近一年明显感觉燥热得厉害，火气也噌噌往上蹿，
一点小事不顺意就会易燃易爆炸，老公和女儿也只能忍气吞声，不敢过多沟
通，唯恐"惹祸上身"。眼看关系一天天变疏远，刘阿姨此时也非常失落和无
助：情绪仿佛已经不受自己控制，家人的疏远让自己更加烦躁。无奈之下的刘
阿姨只得向中医求助，才知道原来是更年期综合征（围绝经期综合征）把自己
逐步变成"女魔头"……

更年期综合征是女性由于绝经前后激素水平变化出现的身体和精神方面的一系列
症状。情绪影响对于更年期综合征来说还只是冰山一角，更多的症状有月经紊乱、关
节酸痛、烘热汗出、失眠、焦虑、抑郁甚至心血管疾病等，严重破坏女性的生活质
量、人际交往、家庭和睦甚至生命健康。

▶ 更年期养生有必要吗?

必要！且非常必要！

更年期是女性从年轻步入老年必不可少的重要过渡时期，做好更年期的养护，也
就确保了老年生活质量的提高，为老年的健康生活储备能量。

更年期不只是生殖功能由降低至消失，绝经前后由于卵巢渐渐衰老，雌激素对垂
体的抑制功能减弱，也波及甲状腺、肾上腺等，造成全身性的症状。在中医眼里，女

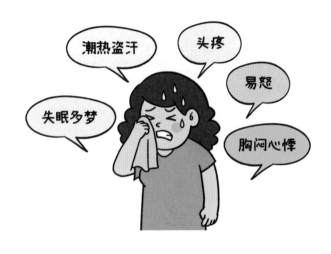

性到了更年期肾气衰退，而肾为一身之本，所以肾气衰退会连累全身各处，处于整体阴阳失调的衰退期。

正常状态下肌体可以通过自身调节来适应，或仅有轻微症状。但如果影响了生活质量，说明已经超出了身体的适应能力，"过渡期"也变成了漫长的"煎熬期"。因此，对于更年期的种种煎熬，积极改善，及时修复，不给未来留隐患！

▶ 更年期养生就是补肾吗？

既然更年期最大的问题就是肾气亏虚，那么补肾就是更年期调理的重中之重，有些人按捺不住赶紧备好传说中的"补肾神药"——"六味地黄丸"。错！盲目地补来补去，不仅"费力不讨好"，而且补错了方向或"虚不受补"，万一是子宫肌瘤等肿瘤患者，可能还会加重病情，后果很严重！所以，更年期的护理首先要分清肾阴虚、肾阳虚还是阴阳同时虚衰，是应用补肾阳治疗针对怕冷、腰酸腿软，还是敛阴止汗治疗烘热汗出，是通过交通心肾治疗心肾不交型失眠，或是滋肾养肝解决急躁易怒、两胁胀痛……这些都需要寻求专业医生的判断和指导。

同时，脾胃作为后天之本，通过消化食物为肌体提供能量，也是产生气血的源头。女性从月经来潮到怀孕产子，都要耗气动血。因此更年期的衰退虽以肾为主导，却是从脾胃虚弱开始。养生也要健脾胃，提高抵抗力，同时更年期脾虚阴血不足多易导致失眠、抑郁、食欲减退，此时服用由甘草、小麦、大枣三味药组成的甘麦大枣汤，成分简单，却能同时养心安神，健脾养阴，让更年期女性也能拥有深睡眠。

▶ 更年期又该怎样平复情绪呢？

对不少职业女性来讲，更年期同时也是工作变动期，工作压力和体力的矛盾，工作节奏与情绪的冲突，以及对失业隐患的担忧焦虑等，也会影响气血冲任，导致更年期症状提前或加重。即使远离职场，家庭主妇的负担也不容忽视，家庭琐事和繁重的家务也会压垮更年期原本脆弱的精神状态，陷入无尽的死循环。

情绪不受控制，硬扛不是解决手段。更年期由于年龄增大，肌体逐渐衰老，此时的负面情绪尤其影响脏腑功能和气血的运行。养生先养心，保持积极心态，不钻牛角尖，不把自己推向"死胡同"。对于抑郁、焦虑、失眠等情绪问题，除了应用养心安神的酸枣仁、合欢皮、夜交藤等解郁安神中药外，辨证搭配针灸百会、四神、神门、内关等穴位，也是放松心情、安神助眠的不错选择。

锻炼同样可以开阔心胸，还能强身健体。养成良好的运动习惯，根据自身情况选择中等强度的运动如快走、慢跑、骑行、游泳、力量训练等，或和缓的中医养生功法如八段锦、五禽戏、太极拳、太极剑等，下楼跳跳广场舞，除了可以锻炼身体，还能通过这些社交性活动结交朋友，少些烦恼、多些快乐。

更年期的情绪修行，也需要家庭成员的共同参与，家人的理解和支持是支撑更年期脆弱心灵最有力的盾牌。自己也要保持战胜更年期的信心，敢于走出家门，广泛结交朋友，多与朋友交流倾诉，挖掘自己的兴趣爱好，做个快乐的"社牛"。

拒绝更年期妖魔化，让每一位更年期女性，都能安然步入过渡期。

小 贴 士

当您开始发现"老朋友"开始不规律，工作、运动也变得吃力，腰酸腿软逐渐频繁，失眠日益严重，上厕所的次数也在增加，烘热汗出，情绪激动，遇事总想吵两句，甚至影响了人际关系……种种迹象表明，您已经开始进入更年期了。既然无法抗拒岁月，那就坦然接受，积极调理，科学养生，让更年期变成充实期，安稳愉悦每一天。

（李 鹤 张 旭）

不孕来找老中医，双管齐下添"好孕"

病　例

小高结婚8年了，今年36岁。刚结婚的前几年因为工作忙碌，夫妻都无心要娃。好不容易工作稳定了，肚子却迟迟没有动静，检查后才知道是卵巢早衰，输卵管也通而不畅。目前小高做过的2次试管婴儿都以失败告终，也给小高夫妻带来了巨大压力。在方案医生的建议下，小高也寻求了中医治疗，药物和针灸同时干预，小高终于看到了希望……

试管婴儿技术的迅速发展，为广大不孕家庭带来了希望，同时也有不少人正经历着试管婴儿的反复失败，遭受着身心和经济的多重打击。中医药治疗不孕历史悠久，随着科学技术的发展，中医药在辅助生殖中的优势也日益展露，增加了试管婴儿成功率，也减轻了治疗过程的痛苦。西医的精准检查和操作，结合中医整体调节和内外同治，中西医结合正在为更多家庭增添"好孕"。

那么，中医治疗就是吃中药吗？什么情况才适合中医辅助呢？已经失败了很多次，现在再来找中医还来得及吗？别慌，别急！慢慢讲给您听。

▶ 什么人群适合中医治疗

我们先了解一下中医治疗不孕的思路：不管是历史古籍，还是现代研究，中医始终认为"经调"而"种子"，月经失调是生殖生理出现故障的信号，不仅仅表现在周期紊乱方面，对于经期伴随的痛经、乳胀、头痛、腹泻等，都需要对应治疗，先把月经调理健康，才有孕育的可能。

规律的月经来自哪里呢？这就是肾的责任了，肾气足，冲任气血充盛，月经才会健康。也因此，"肾主生殖"始终贯穿不孕的治疗——时间的流逝带来肾气的日益衰竭，不止常见的卵巢早衰、月经量少等都与肾精不足有关，腰酸腿软、耳鸣头晕、怕冷、燥热也是肾虚的不同体现，小便频繁、月经量多也可能是肾气不固所导致，肝肾同源，肾虚又会影响肝的疏泄和宣发，导致出现如月经紊乱、痛经、排卵障碍、抑郁、焦虑等问题。

求孕的艰难，病程的漫长，治疗的烦琐，以及来自家庭、工作带来的多重压力，也会一一将女性推往抑郁压抑的状态，导致肝郁，影响肝气的正常发散，更会加重病情，心理因素目前也已成为公认的不孕因素之一，需要及时矫正和治疗。

作为祖国传统医学，中医治疗不孕从整体调节、全方位调养的基础入手，再根据个人的不同情况进行个性化矫正，量身制定治疗方案。所以没有什么不适合，只有能不能尽早治疗，能不能好好配合。

▶ 对正在做试管治疗的患者，中医治疗会耽误"好孕"进程吗？

不会！还会让您更快接"好孕"！

从月经来潮到结束，从排卵到着床，阴阳气血也随着月相圆缺发生着周期性变化。顺应月节律变化分时调理，也是整体调节生殖轴的有效措施，还可以改善各种外源激素等带来的阴虚状态，提高治疗过程的生活质量和体验，这些都与西医辅助生殖相辅相成。

中医药的个体化灵活性可以配合试管婴儿各周期不同阶段的特点而发挥相对应

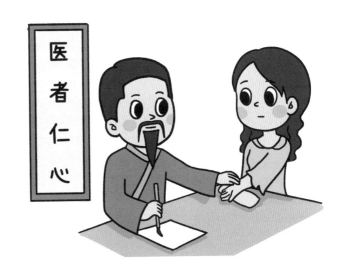

的治疗作用，多靶点、多系统地将中西医结合辅助生殖的作用发挥到最大！

▶ 中医助孕又该怎么做？

生命的孕育就如同种子发芽的过程，种子本身健康，土壤肥沃，结合天气风调雨顺，一颗种子才能顺利生根、发芽到破土而出，苗壮成长。中医既然讲求"天人合一"，对不孕的治疗当然也是如此——调理卵巢确保卵泡的质量，调理子宫以提高子宫内膜容受性，调理体质达到整体康健，更宜受孕。

目前临床和研究主要集中在中药与针灸治疗。中药以补肾为主，恢复规律的月经，整体调节生殖轴，即改善内分泌环境、改善卵泡质量、提高卵巢储备、改善子宫内膜容受性、通畅输卵管，促进胚胎着床和发育，减轻辅助生殖过程的并发症，结合个体进行针对性治疗。

针灸作为非药物外治疗法，效果直达病位且更具安全性。针灸通过调控神经-内分泌系统，并直接刺激穴位和经络（如腹部取穴子宫、气海、归来等），可以改善卵巢血供，促进卵泡发育成熟，改善排卵功能；并直接刺激子宫改善血供，提高子宫内膜容受性，增加胚胎着床的概率。除了对生殖轴的双向调节作用，针灸"头八针"还可以缓解紧张焦虑、抑郁、失眠等精神状态，而没有药物依赖性。

另外，中医外治法还可以选择药物足浴，如加入红花、艾叶等促进血液循环、驱寒暖宫；穴位敷贴结合腔内理疗，直接刺激穴位和子宫，改善子宫血供；中医传统功法不仅对整体调节气机、疏解情绪有不错的效果，鉴于妊娠的敌人还包括肥胖，管住嘴，迈开腿，太极拳法练起来，不仅离宝宝更进一步，也会还您一副好身材！

小 贴 士

当您已经努力了一年以上还没收到"好孕"，那就可能是身体本身出问题了，应该抓紧去医院完善下生殖系统的检查。同时，另一半也不能躺平，更不能把责任一股脑推到女方身上，一起完善检查，齐心协力，健康的卵子和精子才能形成高质量的胚胎，早日生根发芽。

（李 鹤 张 旭）

月经，想说爱你不容易

　　小王，29岁，标准的事业型女青年，但最近和"大姨妈"（月经期）好像相处得并不融洽——从"大姨妈"拜访的前几天起，看什么都不顺眼，情绪频繁失控，工作上的一点小事都会忍不住跟同事吵起来。除了情绪的变化，月经期频繁失眠，有时头痛难忍，胸胀肚子胀，不仅耽误了工作进展，也多多少少影响了人际关系。由于检查没发现问题，小王选择了中医调理，才知道原来一切都是肝郁惹的祸。

　　谈起月经，有人欢喜有人愁。她代表着健康的生殖生理，代表着青春。有人趁着姨妈期抓紧减肥，排毒养颜，但有些人只能在月经期抱着暖水袋取暖，贴着暖宝宝蜷缩在被窝，疼起来冷汗直出，燥起来辗转难眠，暴起来一点就炸……对月经的复杂感受只能汇成一句"阴晴多变的大姨妈"。但是，别伤心，中医今天告诉您，帮您舒适渡过月经期！

▶ 症状虽复杂，辨证抓重点

　　月经是个让人捉摸不透的东西，不仅每个年龄段的症状会不同，甚至每次月经来潮前的症状也大不一样——痛经、头痛、焦虑、烦躁、失落、沮丧、失眠、水肿、腹泻、乳房胀痛、记忆力下降等，甚至性格也会发生翻天覆地的变化，从"社牛"迅速"社恐"等。

　　别着急，虽然"大姨妈"喜欢披着各种外衣迷惑我们，但在中医面前，也只能现身任凭处置。由于中医讲求辨证论治的整体观，因此，不管月经期的症状如何变幻莫测，也万变不离其宗。通过辨证，抓住其本质进行月经期各种症状的解除和治疗。

▶ 认真记录月经期，抓住月经小尾巴

那么，怎么抓住月经的小尾巴呢？那就要用心记录平时各种症状发生的时间、部位、性质和程度了——一般地讲，经前或月经初期容易发生的，都属实证；月经后期或是结束才发生不适，多是虚的表现。拿痛经举例，如果疼痛多在肚子的两侧，以

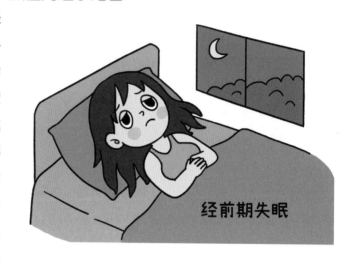

经前期失眠

胀为主，时不时发作，一般认为是肝郁气滞的缘故；如果疼痛感强于胀痛感，持续不断的发作，可能是瘀血的原因；但如果是腰痛为主，多半是肾虚所导致了。而痛起来刺痛拒按，多属于实证；相反，揉一揉就能缓解的，多属于虚证，有时也会通过隐痛、空痛、坠痛等形式所体现。这样总结出来，是不是就能发现这些症状的规律了呢？

接下来，就是根据判断进行治疗的关键时刻了。

▶ 月经也要调周期，治疗还得分时机

如果说调经是中医妇科的专长，一点都不是自我吹嘘。中医治疗从《黄帝内经》起就奠基了天人合一的治疗思想，引发了老祖宗们对于月经和月相圆缺的联系和研究，并由此发现了月经从来潮到结束、再到排卵至着床的周期性月节律，这也是气血阴阳的周期性变化。因此，规律的月经才是正常顺应自然的结果，如果月经期间出现了诸如痛经、头痛、失眠等不适，或是月经的期、量、色、质的不正常变化，也是在提醒我们的生殖系统出现了问题，需要及时调理。

有了前期对于月经诸多症状的辨证，结合月经周期内阴阳气血的变化，分时治疗，才可以把疗效发挥到最大。月经期常发生的诸多不适，通常在经前或行经期进行干预和治疗。比如治疗痛经，通常在月经来潮之前就加入止痛的中药，比如延胡索、乌药等，如果同时进行了艾灸，直接刺激穴位和病位，就能更大地发挥散寒止痛的作用。

治疗月经诸证，还要看脏腑。"肾主月经"，肾气的充足关系到月经的期、量、色、质，以及生殖功能的维持，防止过早进入更年期。"女子以肝为先天"，肝气的疏泄影响月经的产生，也通过影响气机来决定情绪是否舒畅，经期常出现的情绪紊乱，大都是肝气不舒造成的，月经来潮前加入疏肝解郁的中药，如柴胡、郁金、香附等，可以把经期的情绪向积极调动。脾是化生气血的源泉，也对月经起决定作用。

▶ "大姨妈"虽挑剔，可她不娇弱

那么，该治疗的都治了，来了月经是不是躺平等着经血流完就好了？并不是！

"大姨妈"要来了，不应该恐慌，提前做好准备，在月经来潮前应用适宜的中药和针灸，辨证治疗，积极应对。

很多人月经一来，生活也随之按下了暂停键，这是不对的。经期进行对症治疗，只要经期症状不会影响日常出行，那么不论是工作、生活，连锻炼都是被允许的，中等强度以下的训练安排在经期统统都没问题。如果经期症状已经难以承受，及时去医院止痛才是硬道理。

月经期的情绪确实难以捉摸，作为伴侣，作为家人，对月经期出现的"小作小闹"给予的理解和包容，也是将这股火气柔化成温暖的最有力武器。

小 贴 士

月经是大自然赋予女性的专属礼物，虽然时不时带来痛苦，但她也代表着生殖生理的旺盛，避免提前进入老年期，降低心血管疾病的发生概率，降低出现骨质疏松的概率。因此，坦然接受月经的利与弊，及时治疗，让每个月都安安稳稳！

（李　鹤　张　旭）

中医教您去痰湿，
让 PCOS ≠ "女汉子"

· · · · · · · · · · · · · 病　例 · · · · · · · · · · · · · ·

　　小吴今年25岁，月经经常延迟报到也有好多年了。刚刚硕士毕业的她，在初入职场后虽然还带着满满的新鲜感，也开始了一些烦恼——上班注意打扮后，发现自己比同龄人胖很多，也会经常长一些粉刺，脖子后面黑黢黢的，活活像个糙汉子。检查之后，才知道是多囊卵巢综合征（PCOS）的缘故，在朋友的介绍下，小吴选择了中医调经治疗，经过几个月的调理，小吴终于觉得自己的状态也慢慢变得精致细腻起来……

　　PCOS真的是让很多女性都恨之入骨，不只是推迟了月经周期，有时候干脆直接停掉。有了它，整个人简直都在往粗糙里发展——止不住的变胖，源源不断的痤疮，令人尴尬的黑棘皮，甚至有些还会长出胡子！

　　虽然女性的美具有多样性，但我们拒绝病态的多样性！对待PCOS带来的肥胖、痤疮等症状，中医今天就好好讲解分析，帮您远离痰湿，独自美丽！

▶ 粗糙多是痰湿的"锅"

　　得了PCOS之后，明明有在控制饮食，也制定了详细的锻炼计划，可身体就是雷打不动地和脂肪在一起。这是脾胃的吸收功能太好吗？并不是！这口锅要扣给痰湿！

　　痰湿是什么？看名字就知道它是个黏黏腻腻的坏东西，不过并不是指我们感冒时咳出的脏东西。"胖人多痰湿"，痰湿其实属于造成肥胖、痤疮的病因，也同时属于湿气过重、阻碍水液运行的病理产物。痰湿型体质，大都有什么表现呢？肥胖最为明显，肢体自感沉重，容易头晕劳累，口舌黏腻，女性月经推迟，白带量多，但多无异常气味等。而当痰湿日久，也会化热，症状就愈发棘手了：PCOS患者皮肤多油腻又爱生痘，明明已经清洁做得很好还是不能根除，常有痤疮、黑棘皮，舌苔不仅黏腻还有了颜色，白带量多色黄，甚至有异味。

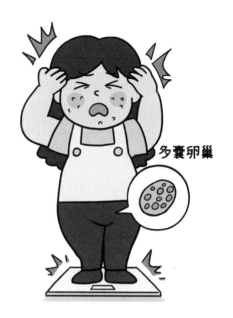

多囊卵巢

整体来看，痰湿致病有它的独特之处，但水是无形的，痰湿也是变幻无穷的，"百病皆由痰作祟"便由此而来，治疗也不能一概而论。

▶ 痰湿也是虚弱的表现

痰湿不是凭空出现的，我们前面讲到，它也是水液运行出现障碍后凝聚而成的病理产物。很多人确诊了PCOS就对号入座痰湿体质，到处寻找祛湿气的方法：拔罐、刮痧、滥用祛湿的药物、去水肿等，结果发现一顿操作猛如虎，事后还是一副痰湿型表现，甚至身体感觉更难承受了。

可见，治疗痰湿，我们也要弄清楚：痰湿作为病理产物，又是怎么来的？脾主宰运化水液，如果脾的功能减弱，水液流动迟缓，日久便停聚成痰，那么治疗就应当健脾化湿，方药中加入如山药、芡实、茯苓、薏苡仁、莲子等，祛湿的同时，也在补充脾胃。"肾为水脏"，中医向来以肾为重，肾对于水液传输同样重要，肾阳的温煦可以蒸发水液，因此如果肾的功能衰退，水液代谢也会异常，导致痰湿，而肾也主宰人体的生殖功能，此时治疗就应该加入胆南星、石菖蒲等中药补肾化痰，促进PCOS患者排卵，同时提高卵泡质量，解决了合并PCOS不孕患者的难题。

如果您的PCOS合并痤疮，此时祛痘不是单纯的清毛孔，也要去除内火。对已经出现痰湿日久化火者，此时也要根据"火"的不同，酌情加入如绿豆衣、稽豆衣、白鲜皮、地肤子、白花蛇舌草等解毒祛湿的中药，对祛痘护肤甚至色斑都有着明显的效果。

▶ 勤能补拙也能祛湿

当我们找出造成痰湿的具体原因，此时"喝水都长肉"便是无效的偷懒借口了，再进行PCOS的治疗就会事半功倍。痰湿会造成肢体的沉重，懒于动弹，而长期缺乏活动也是促进痰湿形成的原因，进入恶性循环！因此，PCOS患者也要坚持运动，制定规律的中强度运动计划，由内而外地活跃起来，激发脾胃的功能，加快肌体新陈代谢。

祛湿也要管住嘴。PCOS患者本身就容易皮肤多油多痘，应少吃生冷油腻，饮食少油少盐，不贪图重口味，不过多贪恋甜食，您会发现不光身体在跟着变年轻，头脑思想也在日益清醒！

当然，减肥祛湿也可以"偷偷懒"。近年来，风靡减肥圈的埋线减肥，通过刺激经络穴位，作用于脾胃，加快水液代谢；同时也减去了脂肪，并且作用时间久，操作方便，深受广大上班族的喜爱。对比之下，针灸的作用相似且对经络的刺激更为直接，因此效果更加明显，但也需要付出更多的坚持才能求得好身材。拔罐和刮痧作为祛湿气的经典项目，对于减肥、祛痘都有着不错的疗效，对于没有虚弱表现的患者来讲，也可以偶尔尝试，不过要格外小心力度和时间，避免造成皮肤损伤哦。

小贴士

PCOS的中医分型不仅脾虚痰湿型一种，还包括痰瘀互结型、肾虚血瘀型、肾虚肝郁型等，大多虚实错杂，病情复杂，因此治疗起来也有一定难度。如果发现自己得了PCOS，不能滥用除湿，只会病情加重，要根据辨证分析，并用补虚或祛瘀，恢复脏腑功能，冲任气血充盛，脉络通畅，才能建立规律的排卵，恢复正常的月经。

（李　鹤　张　旭）

排不上 HPV 疫苗很恐慌，
中医送您 "金钟罩"

········· 病　　例 ·········

　　小路，26岁，由于平时一直忙于工作，动不动就感到疲劳乏力，最近又因
为白带量增多来妇科门诊就诊，检查后才知道原来自己感染了HPV。好在后续
TCT并没有出现癌前病变，目前抗HPV的治疗也已经越来越多样化，小路选择
寻求了中医治疗，针对自己的气虚体质开始了一系列增强体魄、提高免疫力的
治疗调理。

　　HPV就是人乳头瘤病毒，从名字就可以看出来，这又是个跟肿瘤、癌症相关的
坏东西。没错，HPV是引起宫颈癌以及癌前病变的主要病因，而我们也随时暴露在
HPV危险之中——女性一生中高达80%的概率会感染HPV。如今越来越多的女性谈
HPV色变，HPV疫苗也变成了一苗难求的"香饽饽"。那么，如果还没来得及打疫
苗，应该怎么保护自己呢？如果感染了HPV，我们又应该如何处理呢？别慌，中医
也能助您一臂之力！

▶ 增强体质，提高免疫力

　　HPV虽然名字可怕又可恶，但大部分时间它也只是"纸老虎"，90%可被自身免
疫在1～2年时间内清除。但也不要高兴太早，"正气存内，邪不可干"，如果正气虚
弱、免疫力低下，一方面HPV更易乘虚而入；另一方面，体质虚弱也很难摆脱HPV
的纠缠，病程日久也会反过来伤及正气，甚至造成宫颈癌的可怕后果。

HPV感染是人体发出宫颈免疫低下的一种提示。如果平时就容易疲劳乏力，自汗多汗，或者小感冒不断，那么被HPV盯上的概率也会大大增加。气对人体有着防御、保护的作用，因此，不管预防还是治疗，恢复正气、增强免疫力都是关键一步。

中医擅长增强体质，恢复正气。治疗HPV不应该单纯的排毒止带，而是在辨证的基础上，整体体质调理，加入益气固表的中药，比如黄芪、白术、防风等。脾是气血化生的源头，所以补气和健脾常常相辅相成，同时进行。正气充沛，人体清除HPV的效率便会提升，HPV也能够尽早转阴，降低耐药复发率。

提高免疫力，也要养成良好的生活习惯，告别亚健康。除了减少熬夜，不过度消耗精力、体力，养成良好的心态，也要保持健康的饮食习惯，均衡饮食的同时，选择补气健脾的食物，如山药、银耳、小米、大枣等。通过日常健康的小习惯，构建防御外邪的金钟罩，让HPV病毒无机可乘。

▶ 除湿止带，向不舒服说"拜拜"

除了气虚，湿邪也是造成HPV的主要原因。中医对HPV的治疗主要从"带下病"（以白带量明显增多或减少，色、质、气味发生异常，或伴全身、局部症状为常见症的疾病之统称）入手，而中医秉承"夫带下俱为湿证"，也就是治疗先治湿。"湿"原本就有重浊、缠绵、难愈的特点，湿气重本身也容易招致HPV的感染，而感染后多有白带异常，甚至有些还会有白带异味、色黄，外阴瘙痒等症状，这些都是湿热下注的典型表现。如果还未感染HPV，却发现自己的舌苔厚腻，四肢沉重不想活动，头脑昏沉，容易发胖，甚至喝口水都会胖等，种种不适，都是湿气重的信号，要及时治疗干预。

祛湿同样也要内外兼顾，外来的湿邪需要及时祛除，内在则要健脾利湿，从内而外，断绝湿气。除了辨证调理中加入茯苓、猪苓、泽泻、荷叶、佩兰、藿香、玉米须等利水渗湿中药之外，饮食习惯也要努力改变，少油少盐，少吃甜食、冷饮。中医讲究药食同源，上述中药也可以做成代茶饮，口感更好，也更加方便，点心可以换成利水渗湿的"水中人参"鸡头米，做点红豆扁豆糕、红豆山药糕，平时煮点薏苡仁山药粥代替米饭、馒头等主食，健脾同时又祛湿，都能改善HPV感染的带下等症状，还可以消除水肿，对于想要减肥的女性朋友们也会有很大帮助哦。

▶ 内外同治，多种治法齐干预

中医外治法具有直达病位、简便易行、见效迅速、安全性高、实用性强等优势，是祖国医学的瑰宝，源远流长。近几年外治法在HPV的治疗中也应用颇多，包括直接作用于宫颈的中药栓剂，通过穴位刺激、经络渗药的穴位敷贴，排毒利湿、活血通络的针灸、拔罐，排毒利湿、促进血液循环的中药熏蒸、药浴等，也都是帮助我们早日转阴的治疗方式。内服药物的同时加入中医外治，双管齐下。

从现在开始，制定规律的健康计划，比如规律的力量训练、慢跑、瑜伽、普拉提等。除此之外，中医传统功法包括八段锦、太极拳、太极剑、五禽戏等，也是恢复正气、增强宫颈免疫力的有效措施。

最后，远离HPV不能只寄希望于疫苗。养成良好的生活习惯，还包括避免不健康的性行为，注意性伴侣是否有性传播疾病，及其性生活习惯是否卫生健康，共同注意防感染；如果伴侣发现有HPV的感染，不论男女都应该积极治疗。降低自己暴露于HPV危险的概率，同时调理体质，强大自己，让我们的金钟罩牢不可破！

小 贴 士

HPV是导致宫颈癌的重要原因，但幸运的是，宫颈癌是一个病因明确、可预防的癌症。早筛早防，定期体检，性生活方式健康，养成清洁卫生的习惯，提前下手，将宫颈癌拒之门外。

（李　鹤　张　旭）

冬令进补有高招，中医助您更高效

病 例

小李，37岁，去年因为宫外孕做了腹腔镜手术，虽然各项指标都恢复了正常，但时不时就会疲劳乏力，每天都是一副睡不醒的样子，尽管身材管理从没放松过，但依然会感觉四肢沉重。今年刚入冬，小李也照例得了感冒。无奈之下小李找到了中医调理，在医生的一番辨证后，小李在这个冬季开始了进补，竟然感觉身体正在一天天变得有力起来……

立冬以后，天气也犹如过山车忽冷忽热，有时寒流侵袭，温度骤降，空气干燥，多方面因素影响人体的健康，因此冬季也是疾病的高发季节。

中医养生是联系天地自然与人体的整体论，讲求顺应自然规律——冬季万物蛰伏修养，人类虽然不用冬眠，但也同样需要储备封藏，这就是为什么要抓住冬令进补的最佳时机，达到防病、治病的目的。

那么，冬令进补人人适用吗？我们在冬季，又应该如何正确养生呢？

▶ 冬季养生先保暖

我们从小就知道天冷要加衣。在我们的背部，有凝聚一身阳气的督脉。冬季容易阳气不足，最先受影响的就是后背。因此，冬季保暖要格外注意背部防护。

同时，下半身的保暖也要尤其重视。特别是很多女性喜欢冬天露出脚踝，楚楚动人也"冻人"。露脚踝虽然美丽，但脚踝其实很脆弱！一方面，脚踝表面只覆盖了薄薄的软组织，很容易寒湿入络，受凉造成关节炎；另一方面，我们脚踝遍布穴位，其中脚踝内侧有一个对女性十分重要的穴位——三阴交，字面就可以看出，它是人体三条阴经的气血交汇点。中医认为女性属阴，因此三阴交对于女性气血及脏腑调节起到十分重要的作用，常用来美容养颜，调理脾胃、睡眠、生殖功能、月经诸证等。如果三阴交受寒，最常见的后果便是痛经、腹泻、感冒，严重还会导致闭经、不孕等，增加脏腑功能损伤的风险。

▶ 冬令进补有"膏"招

"冬令进补，开春打虎"。许多人冬季食欲大增，这便是自然规律所导致——冬季是储备、收藏、积蓄的季节，脾胃功能转旺，药物的吸收也是如此。此时进补，可谓投资少、见效快，发挥肾的藏精功能，储备元精，提前为来年打好基础，增强体质，提高肌体的抵抗力，因此冬季也是养生进补的最佳时机。

那么，冬季多吃些大鱼大肉是否就算养生了？并非如此，而且还会起到反作用！首先，冬季进补"受补"还是"不受补"，要看脾胃是否消化吸收功能正常，若脾胃功能差，就是"虚不受补"了。其次，冬季阳气趋里，盲目食用温热大补之品，容易"外寒内热"，因此，进补也要养阴。饮食荤素均衡摄入，冬季尤其适合萝卜、百合、山药等养阴食物，煮粥或者煲汤时还可加入玉竹、麦冬、石斛等滋阴之品。

膏方是集众多药味之大成所得到的滋补之品，一人一方，量身定制，具有功效强、口感好、易储存的优点，尤其适合女性进补使用。从阴阳角度来看，冬季通过膏方进补，将营养物质最大限度地储备于体内，顺应冬季封藏的自然规律，敛阴护阳，有利于来年春天阳气的再度升发。因此，女性选择冬令膏方进补，更能养精蓄锐，来年还原好气色！

▶ 泡脚艾灸齐上阵

中医外治法包括针灸、拔罐、敷贴、足浴、药浴等，对于冬令进补同样适用。中医外治法历史悠久，如果冬天怕冷明显，或浑身无力，或有痛经、月经不调、不孕、头痛、腹泻、风湿等不适，通过穴位或病灶施行外治法，不仅减少脾胃负担，还能实现药效直达病灶，直接、高效地为人体提供能量，达到防病、治病的目的。

冬季是进行艾灸的大好时机。冬天万物潜伏，人体新陈代谢也处于相对缓慢的水平，阳气内敛，生理活动需要热量的维持。通过艾灸，艾草在体表进行温热刺激，通过经络传导温暖全身，将能量最大限度贮存于体内，保护阳气，维持阴阳的相对平衡，达到治病强身的目的。

许多女性平时就手脚冰凉，到了冬天更是"冻手冻脚"，这些多是瘀血阻滞、气血不通，或阳气虚弱、温煦不足所致。冬季适合每晚睡前热水泡脚，热气通过血液循环遍布全身，取暖防寒的同时，还可以解乏助眠、提高新陈代谢。如果平时就容易怕冷，冬季泡脚就可以加些生姜片、艾草等驱寒；瘀血体质的女士还可以加一下活血化瘀的红花；若正值更年期，容易腰酸腿痛，检查可能还有骨质疏松等问题，还可以加入鸡血藤、伸筋草等通经活络，通过泡脚将药效传达周身。

小 贴 士

如果您平时工作忙碌，无暇关注自己健康，经常熬夜，精神长期处于紧绷状态；或是体质本就虚弱，虽然体检一切正常，却经常感觉身体小毛病不断；或是面色暗沉或有色斑，月经不调；或是手术后调理……以上都适合冬令补起来！当然，大家的体质各不相同，务必要咨询专业医师，选对进补方法，在这个冬天强壮起来。

（李　鹤　张　旭）

附录 1

盆底不适调查表简表

（pelvic floor distress inventory-short form 20, PFDI-20）

请回答以下调查问卷的所有问题，涉及最近3个月的膀胱、肠道和盆腔的症状，分列为POPDI-6、CRADI-8、UDI-6三个栏目。如果您有下列症状，请选择影响程度。每项选择的分值标在"□"后（0～4分），分数越高对生活质量影响越大。请分别将术前、术后6个月、1年的分数填到相应的"_____"处。

Pelvic organ prolapse distress inventory 6（POPDI-6）

1. 经常体验到下腹腹压吗？

   术前：_____；术后3个月 _____；术后6个月：_____。

   □0，没有；□有；如果有，对您的影响如何：

   □1，没有影响；□2，轻度影响；□3，中度影响；□4，重度影响

2. 经常感到盆腔坠胀吗？

   术前：_____；术后3个月 _____；术后6个月：_____。

   □0，没有；□有；如果有，对您的影响如何：

   □1，没有影响；□2，轻度影响；□3，中度影响；□4，重度影响

3. 经常看到或感到阴道有肿物脱出吗？

   术前：_____；术后3个月 _____；术后6个月：_____。

   □0，没有；□有；如果有，对您的影响如何：

   □1，没有影响；□2，轻度影响；□3，中度影响；□4，重度影响

4. 曾经需要推压阴道或直肠周围来协助排便吗？

术前：_____；术后3个月_____；术后6个月：_____。

□0，没有；□有；如果有，对您的影响如何：

□1，没有影响；□2，轻度影响；□3，中度影响；□4，重度影响

5. 经常有膀胱排尿不尽的感觉吗？

术前：_____；术后3个月_____；术后6个月：_____。

□0，没有；□有；如果有，对您的影响如何：

□1，没有影响；□2，轻度影响；□3，中度影响；□4，重度影响

6. 曾经不得不用手指托起阴道的膨出部分来协助排尿吗？

术前：_____；术后3个月_____；术后6个月：_____。

□0，没有；□有；如果有，对您的影响如何：

□1，没有影响；□2，轻度影响；□3，中度影响；□4，重度影响

计算此栏目平均分为（各题分数相加/6）：

术前：_____；术后3个月_____；术后6个月：_____。

Colorectal — anal distress inventory 8（CRADI-8）

7. 便秘，排便困难

术前：_____；术后3个月_____；术后6个月：_____。

□0，没有；□有；如果有，对您的影响如何：

□1，没有影响；□2，轻度影响；□3，中度影响；□4，重度影响

8. 无法排尽大便

术前：_____；术后3个月_____；术后6个月：_____。

□0，没有；□有；如果有，对您的影响如何：

□1，没有影响；□2，轻度影响；□3，中度影响；□4，重度影响

9. 在大便成形的情况下，经常不能控制排便

术前：_____；术后3个月_____；术后6个月：_____。

□0，没有；□有；如果有，对您的影响如何：

□1，没有影响；□2，轻度影响；□3，中度影响；□4，重度影响

10. 当大便松散时，经常不能控制排便

　　术前：_____；术后3个月_____；术后6个月：_____。

　　□0，没有；□有；如果有，对您的影响如何：

　　□1，没有影响；□2，轻度影响；□3，中度影响；□4，重度影响

11. 经常不能控制肛门排气

　　术前：_____；术后3个月_____；术后6个月：_____。

　　□0，没有；□有；如果有，对您的影响如何：

　　□1，没有影响；□2，轻度影响；□3，中度影响；□4，重度影响

12. 经常在排便时感到疼痛

　　术前：_____；术后3个月_____；术后6个月：_____。

　　□0，没有；□有；如果有，对您的影响如何：

　　□1，没有影响；□2，轻度影响；□3，中度影响；□4，重度影响

13. 排便急迫，不得不奔向卫生间去排便

　　术前：_____；术后3个月_____；术后6个月：_____。

　　□0，没有；□有；如果有，对您的影响如何：

　　□1，没有影响；□2，轻度影响；□3，中度影响；□4，重度影响

14. 在排便时或之后感到有肠管从直肠脱出吗？

　　术前：_____；术后3个月_____；术后6个月：_____。

　　□0，没有；□有；如果有，对您的影响如何：

　　□1，没有影响；□2，轻度影响；□3，中度影响；□4，重度影响

　　计算此栏目平均分为（各题分数相加/8）：

　　术前：_____；术后3个月_____；术后6个月：_____。

Urinary distress inventory 6（UDI-6）

15. 经常感到尿频吗？

　　术前：_____；术后3个月_____；术后6个月：_____。

□0，没有；□有；如果有，对您的影响如何：

□1，没有影响；□2，轻度影响；□3，中度影响；□4，重度影响

16. 经常有与排尿急迫相关的漏尿吗？急迫就是必须立刻去卫生间排尿的强烈感觉。

术前：_____；术后3个月_____；术后6个月：_____。

□0，没有；□有；如果有，对您的影响如何：

□1，没有影响；□2，轻度影响；□3，中度影响；□4，重度影响

17. 经常有咳嗽、打喷嚏或大笑引起的漏尿吗？

术前：_____；术后3个月_____；术后6个月：_____。

□0，没有；□有；如果有，对您的影响如何：

□1，没有影响；□2，轻度影响；□3，中度影响；□4，重度影响

18. 经常有少量漏尿吗（点滴漏尿）？

术前：_____；术后3个月_____；术后6个月：_____。

□0，没有；□有；如果有，对您的影响如何：

□1，没有影响；□2，轻度影响；□3，中度影响；□4，重度影响

19. 经常排空膀胱有困难吗？

术前：_____；术后3个月_____；术后6个月：_____。

□0，没有；□有；如果有，对您的影响如何：

□1，没有影响；□2，轻度影响；□3，中度影响；□4，重度影响

20. 经常感到下腹或生殖道不适吗？

术前：_____；术后3个月_____；术后6个月：_____。

□0，没有；□有；如果有，对您的影响如何：

□1，没有影响；□2，轻度影响；□3，中度影响；□4，重度影响

计算此栏目平均分为（各题分数相加/6）：

术前：_____；术后3个月_____；术后6个月：_____。

得出每栏目的平均分（0到4）×25（0～100），相加得出总评分（0～300）。

总评分：术前：_____；术后3个月_____；术后6个月：_____。

附录 2

盆底功能影响问卷简表

（PFIQ-7）

　　说明：有些妇女发现膀胱、肠道或者阴道的一些不适影响了她们的日常活动、人际关系以及个人情绪。下面列了一些问题，请把最近 3 个月膀胱、肠道或者阴道影响到您日常生活、人际关系以及个人情绪的最恰当的描述找出来，打一个"×"。您可能不是这三个地方都有不适，但请在每个问题的三栏里都勾出一个选项。如果您在某一方面没有出现问题的话，那么适合的选项应该是"没有影响"，请在相应的那一栏里勾出。

　　比如下面这个问题：

　　如果对您来说膀胱的问题相当影响您的驾驶能力，肠道的问题有一点儿影响您的驾驶能力，而阴道或者骨盆的问题不影响您的驾驶能力或者您没有阴道或者盆腔方面的问题，那么您应该像下面那样在相应的选项上勾出。

这些部位的不适→ 是否经常影响您的↓	膀胱或者尿道	肠道或者直肠	阴道或者盆腔
驾驶能力	□没有影响 □有一点儿影响 ×相当影响 □非常影响	□没有影响 ×有一点儿影响 □相当影响 □非常影响	×没有影响 □有一点儿影响 □相当影响 □非常影响

　　请确保每一个问题的三栏都要回答，谢谢合作。

PFIQ-7

这些部位的不适→ 是否经常影响您的↓	膀胱或者尿道	肠道或者直肠	阴道或者盆腔
1. 做家务事，例如做饭、打扫、洗衣服？	□没有影响 □有一点儿影响 □相当影响 □非常影响	□没有影响 □有一点儿影响 □相当影响 □非常影响	□没有影响 □有一点儿影响 □相当影响 □非常影响
2. 体力活动，例如散步、游泳或者其他体育锻炼？	□没有影响 □有一点儿影响 □相当影响 □非常影响	□没有影响 □有一点儿影响 □相当影响 □非常影响	□没有影响 □有一点儿影响 □相当影响 □非常影响
3. 娱乐活动，例如去看电影或者听音乐会之类的？	□没有影响 □有一点儿影响 □相当影响 □非常影响	□没有影响 □有一点儿影响 □相当影响 □非常影响	□没有影响 □有一点儿影响 □相当影响 □非常影响
4. 乘汽车或公交离家30分钟以上？	□没有影响 □有一点儿影响 □相当影响 □非常影响	□没有影响 □有一点儿影响 □相当影响 □非常影响	□没有影响 □有一点儿影响 □相当影响 □非常影响
5. 对家庭以外社交活动的参与程度？	□没有影响 □有一点儿影响 □相当影响 □非常影响	□没有影响 □有一点儿影响 □相当影响 □非常影响	□没有影响 □有一点儿影响 □相当影响 □非常影响
6. 情感健康，例如神经紧张或情绪低落之类的？	□没有影响 □有一点儿影响 □相当影响 □非常影响	□没有影响 □有一点儿影响 □相当影响 □非常影响	□没有影响 □有一点儿影响 □相当影响 □非常影响
7. 感到沮丧？	□没有影响 □有一点儿影响 □相当影响 □非常影响	□没有影响 □有一点儿影响 □相当影响 □非常影响	□没有影响 □有一点儿影响 □相当影响 □非常影响

附录3

盆腔器官脱垂及尿失禁性生活问卷
（PISQ-12）

说明：下面是一些涉及您和您的伴侣性生活的问题。所有问卷以及个人信息都严格保密。您的回答只用来让医生了解患者性生活的一些关键问题。请找出对您来说每个问题的最佳选项。在回答这些问题的时候，请参照最近6个月的性生活情况。谢谢合作。

1. 您多久有一次性欲望？这种欲望可以指想做爱、计划做爱、因缺乏性生活而感到沮丧等等。

   □一直　□经常　□有时　□很少　□从没有过

2. 您与伴侣性交时是否有高潮？

   □一直　□经常　□有时　□很少　□从没有过

3. 您与伴侣进行性生活时是否感到兴奋？

   □一直　□经常　□有时　□很少　□从没有过

4. 您对目前的性生活丰富程度感到满意么？

   □一直　□经常　□有时　□很少　□从没有过

5. 您性交时是否感到疼痛？

   □一直　□经常　□有时　□很少　□从没有过

6. 您性交时是否会尿失禁？

   □一直　□经常　□有时　□很少　□从没有过

7. 是否害怕（大便或者小便的）失禁会妨碍您的性生活？

　　□一直　□经常　□有时　□很少　□从没有过

8. 您是否会因为阴道膨出（不管是膀胱、直肠还是阴道的膨出）而避免性交？

　　□一直　□经常　□有时　□很少　□从没有过

9. 当您和伴侣性交时，有没有如害怕、厌恶、害羞或者内疚这样负面的情绪？

　　□一直　□经常　□有时　□很少　□从没有过

10. 您的伴侣是否有影响你们性生活的勃起障碍？

　　□一直　□经常　□有时　□很少　□从没有过

11. 您的伴侣是否有影响你们性生活的早泄问题？

　　□一直　□经常　□有时　□很少　□从没有过

12. 与您以前曾有过的高潮相比，过去6个月您的性高潮程度如何？

　　□远不如前　□不如以前　□一样　□更强烈　□强烈得多

参考文献

1. BECKER C M, BOKOR A, HEIKINHEIMO O, et al. ESHRE guideline: endometriosis[J]. Hum Reprod Open, 2022(2): hoac009.

2. MACKENNA A, SCHWARZE J E, CROSBY J, et al. Factors associated with embryo splitting and clinical outcome of monozygotic twins in pregnancies after IVF and ICSI[J]. Hum Reprod Open, 2020(1): hoaa024.

3. GINGOLD J A, GUEYE N-A, FALCONE T. Minimally Invasive Approaches to Myoma Management[J]. J Minim Invasive Gynecol, 2018, 25(2): 237-250.

4. EL-BALAT A, DEWILDE R L, SCHMEIL I, et al. Modern Myoma Treatment in the Last 20 Years: A Review of the Literature[J]. Biomed Res Int, 2018: 4593875.

5. DAI Y, LI X Y, SHI J H, et al. A review of the risk factors, genetics and treatment of endometriosis in Chinese women: a comparative update[J]. Reprod Health, 2018, 15(1): 82.

6. REFAAT B, DALTON E, LEDGER W L. Ectopic pregnancy secondary to in vitro fertilisation-embryo transfer: pathogenic mechanisms and management strategies[J]. Reprod Biol Endocrinol, 2015(13): 30.

7. 中华医学会妇产科学分会绝经学组. 中国绝经管理与绝经激素治疗指南 2023 版 [J]. 中华妇产科杂志，2023，58（1）：4-21.

8. 中国医师协会妇产科医师分会妇科肿瘤学组. 卵巢囊肿诊治中国专家共识（2022 年版）[J]. 中国实用妇科与产科杂志，2022，38（8）：814-819.

9. 中华医学会妇产科学分会妇科内分泌学组 . 异常子宫出血诊断与治疗指南（2022 更新版）[J]. 中华妇产科杂志，2022，57（7）：481-490.

10. 中国医师协会微无创医学专业委员会妇科肿瘤学组，中国优生科学协会生殖道疾病诊治分会 . 绝经后卵巢肿物诊治的中国专家共识（2021 年版）[J]. 中国实用妇科与产科杂志，2021，37（10）：1021-1026.

11. 中华医学会妇科肿瘤学分会，中国优生科学协会阴道镜和宫颈病理学分会 . 人乳头瘤病毒疫苗临床应用中国专家共识 [J]. 现代妇产科进展，2021，30（2）：11.

12. 李婷，刘朝晖 . 2020 年美国妇产科医师学会《非妊娠期阴道炎》管理指南解读 [J]. 中国实用妇科与产科杂志，2021，37（2）：3.

13. 自然流产诊治中国专家共识编写组 . 自然流产诊治中国专家共识（2020 年版）[J]. 中国实用妇科与产科杂志，2020，36（11）：1082-1090.

14. 中国疾病预防控制中心性病控制中心，中华医学会皮肤性病学分会性病学组，中国医师协会皮肤科医师分会性病亚专业委员会，等 . 梅毒、淋病和生殖道沙眼衣原体感染诊疗指南（2020 年）[J]. 中华皮肤科杂志，2020，53（3）：168-179.

15. 赵昀，魏丽惠 . CSCCP 关于中国宫颈癌筛查及异常管理相关问题专家共识解读 [J]. 实用妇产科杂志，2018，34（2）：101-104.

16. 陈子江，田秦杰，乔杰，等 . 早发性卵巢功能不全的临床诊疗中国专家共识 [J]. 中华妇产科杂志，2017，52（9）：577-581.

图书在版编目（CIP）数据

妇科疾病知多少 / 狄文主编 . —上海：上海科学普及出版社,2023.7
ISBN 978－7－5427－8496－4

Ⅰ.①妇… Ⅱ.①狄… Ⅲ.①妇科病－诊疗 Ⅳ.①R711

中国国家版本馆CIP数据核字（2023）第129933号

策划统筹　蒋惠雍
责任编辑　陈星星　郝梓涵
整体设计　姜　明　王轶颀
绘　　画　胡天楚

妇科疾病知多少

狄　文　主编

上海科学普及出版社出版发行
（上海中山北路832号　邮政编码200070）

http://www.pspsh.com

各地新华书店经销　上海商务联西印刷有限公司印刷
开本 710×1000　1/16　印张20　字数319 000
2023年9月第1版　2023年9月第1次印刷

ISBN 978－7－5427－8496－4　　定价：110.00元

本书如有缺页、错装或坏损等严重质量问题
请向工厂联系调换
联系电话：021－56135113